于康说 营养

——肾强力才壮

于 康 主 编

编 者（以姓氏笔画为序）

于 康 丰丽莉 王 蕾 王雪洁 王朝晖

刘 利 刘 敏 刘元盛 孙思颖 李 力

李 冉 李明花 李维敏 李湘燕 周晓容

赵淑玲 项 艾 徐贞挚 郭亚芳 傅泽宇

雷 敏

中国协和医科大学出版社

图书在版编目（CIP）数据

肾强力才壮 / 于康主编. —北京：中国协和医科大学出版社，2013.6
（于康说营养）
ISBN 978 – 7 – 81136 – 855 – 0

Ⅰ．①肾… Ⅱ．①于… Ⅲ．①补肾 – 食物疗法 Ⅳ．①R247.1

中国版本图书馆 CIP 数据核字（2013）第 111531 号

于康说营养
——肾强力才壮

主　　编：于　康
责任编辑：许进力

出版发行　**中国协和医科大学出版社**
　　　　　（北京东单三条九号　邮编100730　电话65260378）
网　　址：www. pumcp. com
经　　销：新华书店总店北京发行所
印　　刷：北京佳艺恒彩印刷有限公司

开　　本：700×1000　1/16 开
印　　张：10.5
字　　数：100 千字
版　　次：2013 年 8 月第 1 版　　2013 年 8 月第 1 次印刷
印　　数：1—5000
定　　价：26.00 元

ISBN 978 – 7 – 81136 – 855 – 0/R·855

前　言

　　肾脏疾病为常见病和多发病。此外，许多疾病，如痛风、糖尿病经常也伴随着肾脏损害。肾脏损伤的恢复往往需要非常漫长的过程，除了药物以外，营养调理也是必不可少的。针对不同的肾脏疾病，什么样的饮食更加科学？什么样的营养方案更加合理？本书在内容上做了如下安排：

　　1. 简单阐述肾脏的功能。

　　2. 肾脏与营养物质的关系。

　　3. 不同类型肾病患者的差异性饮食治疗方案。

　　此外，附录中提供了多种食物的成分表供广大读者参考。

　　我们相信，这是一本对肾病患者有较高参考价值的科普书。对普通读者和营养医师也有一定的参考意义。

于康

2013 年 5 月

编 者 开 场

形状弯弯似蚕豆　　不分前后分左右
男人差钱不算啥　　它要亏了最难受

一个小小的谜语（打一医学名词）。

聪明的人一下就能猜出来，肾脏。

还是编者来开场，还是于康老师的书。但是编者还是想就本书与读者朋友们多唠叨几句。

北京协和医院营养专家于康主任之所以与中国协和医科大学出版社通力合作，打造《于康说营养》系列大众营养科普丛书，有一个非常重要的原因，就是市场上目前的养生科普类图书实在是鱼龙混杂、泥沙俱下。甚至某些所谓的畅销书，也只管市场营销，不顾内容，读者如果参考此类图书，不仅达不到养生目的，可能还会养生变杀生，最严重的后果之一就是肾脏的不可逆损伤。肾脏损伤的恢复往往需要非常漫长的过程，除了药物以外，营养调理也是必不可少的。针对不同的肾脏疾病，什么样的饮食更加科学？什么样的营养方案更加合理？谜底请在本书找。

好了，就到这里，就到这里，到这里吧……

编　　者

2013 年 6 月

目　录

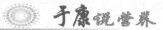

第一章　肾脏的保健问题

1. 肾脏长在哪儿？什么样儿？

通常每个人有一对形如蚕豆的肾脏，分别位于腹膜后、腰椎的两侧。肾脏的大小、重量随年龄、性别而异，中国成年人肾的大小，长、宽、厚分别为 10.5～11.5 厘米，5～7.2 厘米，2～3 厘米，重量男性为 100～140 克，女性略轻。有些人生来只有单个肾，形状可似马蹄，比正常肾脏大，在功能的发挥上与双肾者没有区别，不过当发生各种肾脏损伤的时候不能像拥有双肾者那样具有很好的代偿能力。

2. 中医所指的肾脏是什么？

中医的肾脏观是功能观，中医所言肾脏是解剖学肾实体与肾脏各种生理功能状态的总称。中医认为，肾为先天之本，是五脏六腑之根，藏精气，生髓通脑，是人体生长、发育、生殖的来源，同时也是脏腑功能及生命活动的根本。中医学对肾脏的认识有机而辩证，在一定程度上为西医肾脏病学研究提供了佐见。

3. 肾脏每天产生多少尿量才算合适?

一般情况下，一个成年人每天排出尿量在 500～3000 毫升左右，尿液的主要成分是水，人体通过排尿来调节体内的水分平衡，同时将代谢废物溶解在尿液中一道排出体外。

排尿量主要决定于身体水分的平衡，受多种因素的影响，饮水少、出汗多，身体处于缺水的状态时，水分排出减少，尿量随之减少，会使得其中代谢废物的浓度升高，因为正常人每天代谢废物的产生量和产生的速度是相对恒定的。通常早晨第一次排尿颜色较深，就是尿液浓缩的缘故。

出于维护肾脏和泌尿系统健康的考虑，应保证每天的尿量达到 1000 毫升以上，这有利于身体代谢废物的排出，减少对肾脏组织的伤害。

4. 正常肾脏具有哪些内分泌功能?

正常肾脏能产生许多内分泌激素，主要有前列腺素族、肾脏血管舒缓素 – 激肽系统、肾素 – 血管紧张素、1, 25 – 二羟维生素 D 以及促红细胞生成素等。

病态的肾脏，其内分泌功能往往是不健全的，故而患有肾脏疾病会同时出现许许多多复杂的全身症状，如贫血、心力衰竭、高血压、甲状旁腺功能亢进、骨质疏松等等。

5．哪些行为有损肾脏健康？

盲目服药——几乎所有药物经过人体代谢利用最终要从肾脏排泄，因此肾脏容易受到药物的损害。常言道"是药三分毒"，切忌在没有搞清其毒副作用的情况下擅自服药。

不注意泌尿系统的卫生——若不注意泌尿系统的卫生，可能导致细菌和其他病原微生物直接由尿道逆向而上，进入肾脏，使肾脏感染发病。

经常憋尿——经常憋尿会导致尿液沿膀胱、输尿管逆流回肾盂，引起反流性肾病，症状可见反复发热、腰痛、血尿等，严重时还会引起肾脏瘢痕形成、肾衰竭。

未积极治疗高血压、糖尿病——慢性肾衰竭是高血压、糖尿病的严重并发症。未积极治疗的高血压、糖尿病导致肾衰竭的进程往往不超过10年。

未积极治疗上呼吸道及全身感染——致病菌侵袭人体可造成上呼吸道局部或是全身的感染，人体的免疫系统与之抗衡，外来的病原微生物等各种抗原与免疫球蛋白形成免疫复合物，这种免疫复合物容易沉积在面积广大的肾小球基底膜上，介导免疫杀伤细胞对基底膜的攻击性反应，造成肾脏损伤。所以，不要忽视那些看似轻微的感染，它可能是肾脏潜在的杀手。

烟酒无度——吸烟有百害无一利，吸烟后全身的小血管处于挛缩状态，加重高血压和动脉硬化，会影响肾脏的血液供应，特别是合并有高血压、糖尿病、肾动脉狭窄的病人更有必要戒烟，避免损伤肾脏。

长期大量饮酒常伴有中毒性肌病、肌溶解症及肌红蛋白尿，过量饮酒导致长时间处于昏睡、昏迷状态，肢体自身压迫，可诱发急性肌肉溶解及肌红蛋白尿性急性肾衰竭。请牢记这一原则"如饮酒，应适量"。

过度疲劳——慢性持续性的过度疲劳状态使得免疫系统的功能下降，增加感染的机会；剧烈的运动造成的疲劳状态则有可能导致肌肉广泛损伤而发生肌红蛋白尿性的急性肾衰、血尿、蛋白尿，对肾脏造成损伤。

负面情绪困扰——用中医的说法，负面的情绪会伤肝损肾，使肾脏的精气受损，西医也提倡人们保持情绪乐观、平和、不惊、不怒，在这种精神状态下身体内在的免疫调节、神经内分泌功能才能保持在最佳状态。

高脂饮食——膳食中脂肪过高，容易发生肾动脉硬化，使肾脏萎缩变性，引起动脉硬化性肾病。素食通常呈碱性，可以防治尿路结石，适当增加冬瓜、绿豆、赤豆等利尿清热的食物能很好地保护肾脏的功能。

6. 在日常生活中，如何预见肾脏健康的危险因素？

身体表现下列一些症状时，我们应该意识到那可能是肾脏出现了问题：

※ 水肿，特别是晨起时眼睑水肿。

※ 尿量突然增大很多，即便没有明显加大饮水量也是如此。

※ 尿量突然减少（每天不足 800 毫升），又没有大量排汗，即

便增加饮水量也是如此。

※ 小便性状改变，尿液混浊、有泡沫，尿液的颜色呈酱油色。

※ 尿频、尿急、尿痛，夜尿明显增多。

※ 贫血，面色苍黄，眼睑、口腔粘膜苍白无血色，脉速快，易疲乏等等。

※ 出血，鼻粘膜、齿龈经常不经意间出血，皮肤有出血点。

※ 腰区酸痛，腰椎两侧有叩击痛。

其实在肾脏发生问题之前，我们如能较早预见到自身疾病或周围环境对肾脏的影响，或许就能防患于未然，如：

※ 高血压：高血压性肾病是高血压严重的并发症之一，是高血压致死的主要原因，升高的血压时刻威胁着肾脏的安全。

※ 糖尿病：糖尿病肾病早已成为慢性肾衰竭的重要成因，所以患有糖尿病就该定期进行尿液检查，及时发现和治疗糖尿病引起的肾脏损害。

※ 高尿酸血症、高脂血症。

身处某些肾病的高发区：某些地区的地质条件造成饮水、作物中一些微量元素和矿物质含量较高，或是一些流行的饮食习惯造成当地的人易患某种肾脏疾病，以素食为主、日常饮食中习惯摄入过多的含草酸高的食物则可能罹患草酸盐性的尿路结石。

乙肝、过敏性紫癜、上呼吸道感染：患有这样的疾病要谨防发生免疫反应性的肾病。

剧烈运动、过度劳累，体力透支，肌肉的极度劳累会引发肾病，从事体力活动的时候应该量力而行，切不可"竭尽所能"，逞一时"愚勇"哟。

第二章　营养医生评价肾脏病人的疾病和营养状况

1. 你会看尿常规吗？

　　患有肾脏疾病往往需要频繁地检查尿液，因为尿液通常能直观准确的反应肾脏和泌尿道的病变，也常作为肾脏疾病治疗效果的观测指标。尿液检查的结果不仅有助于临床医生判断肾病患者的病情，对于营养医生来说同样需要借助多种尿液检查的结果来指导营养治疗。

　　尿常规检查（尿 Regulartest，尿 Rt）包括的项目有尿的颜色（Vol）、比重（SG）、性状、酸碱度（pH）、蛋白质（PRO）、糖（GLU）、酮体（KET）、红细胞（ERY）、白细胞（LEU）等，其正常值、临床意义及营养评价见表：

表1　尿常规检查的正常值、临床意义及营养学评价

化验项目	正常水平	异常的临床意义	异常的营养意义/评价
尿比重 (SG)	1.003 ~ 1.030	**高**：急性肾小球肾炎、心力衰竭、高热、禁水、脱水、糖尿病、糖尿病酮症、妊娠中毒症等 **低**：尿毒症、休克、肝肾综合征、尿崩症、神经性多尿、肾小管损伤、慢性肾小球肾炎、肾盂肾炎、肾衰竭等	**高**：尿液浓缩是禁水时体内脱水的指征，糖尿病、糖尿病酮症尿糖增高也可导致 **低**：各种情况下尿量增多导致尿液稀释，应警惕继发性体内缺水、肾小管浓缩功能异常下的营养物质丢失
尿酸碱度 (pH)	4.5 ~ 8.0	**高**：呼吸性碱中毒、尿路感染、严重呕吐、药物所致 **低**：呼吸性酸中毒、糖尿病、痛风、低钾性碱中毒等	**高**：尿液呈碱性应考虑是否素食所致，饮水中碱度如何 **低**：尿液呈酸性应考虑是否肉食所致，是否体内缺钾，是否合并糖尿病、尿酸升高等营养相关病
尿蛋白质 (PRO)	阴性 Negative	多发性骨髓瘤、肾小球肾炎、肾盂肾炎、急性肾衰、高血压肾病、肾病综合征、中毒性肾病、狼疮性肾病、糖尿病肾病、高热、多囊肾、泌尿系感染、炎症等可导致尿蛋白阳性	进食高蛋白质饮食、剧烈运动、生长快速期可出现生理性蛋白尿；蛋白质随尿液大量丢失（超过3.5克/24小时）会造成体内蛋白质缺乏、氨基酸比例失衡、协同的钙质丢失等

续　表

化验项目	正常水平	异常的临床意义	异常的营养意义/评价
尿糖（GLU）	阴性 Negative	**血糖升高时：**各型糖尿病、甲亢、大量输注葡萄糖未配合使用胰岛素 **肾糖阈降低：**肾脏对原尿中葡萄糖的重吸收功能下降	进食高糖后、妊娠期、老年人一过性尿糖阳性无诊断意义；反复尿糖阳性提示机体能量代谢的各环节有异常
尿酮体（KET）	阴性 Negative	糖尿病酸中毒、妊娠呕吐、妊娠中毒症、腹泻脱水、严重营养不良、严重饥饿、运动过度等会导致尿酮体阳性。	尿酮体阳性说明机体处于能量负平衡状态，依靠动员体内脂肪来维持所需，脂肪代谢会生成很多的酮体。需要积极补充能量，及时纠正
尿红细胞（ERY）/白细胞（LEU）	阴性 Negative	泌尿系感染、肾盂肾炎、肾小球肾炎、多囊肾、泌尿系结核、泌尿系结石等会导致尿中出现红细胞、白细胞	应考虑糖尿病所致的反复泌尿系感染，并进行相应的诊治；应考虑各型肾实质肾炎，并行相应的营养控制
24小时尿量（24h UV）	800~2000 毫升	**增加：**生理性原因见饮水过多；病理性原因见糖尿病、尿崩症、慢性肾炎及神经性多尿 **减少：**生理性原因见饮水少，出汗多；病理性原因见休克、脱水、严重烧伤、急慢性肾炎、心功能不全、肝硬化腹水、尿毒症、肾衰竭等	**增加：**排除饮水过多、摄入过多水果、咖啡、茶、赤豆等利尿食物等原因；考虑糖尿病、尿崩症、急性肾炎多尿，警惕电解质、矿物质元素丢失 **减少：**排除排汗、饮水过少、生理性水肿，考虑食盐摄入过多、低蛋白血症

2. 尿蛋白"+"与尿蛋白定量之间的关系如何?

　　过去各医院实验室的尿蛋白检查均采取半定量方法,以"-"、"+"、"++"、"+++"来分别表示尿蛋白阴性和阳性时含量的不同。随着检验技术的进步,采取定量检查方法测定的尿蛋白结果出现在一些大医院的实验报告中,患者常常会面对不同医院给出的或半定量、或定量的检查结果产生疑惑,不知道自己的病是好些了,还是更重了。由于各家使用的测定仪器不同,半定量方法与定量方法之间没有一个固定的换算关系,可大约参照如下范围进行估计:

　　※"+":介于25~75毫克/分升;

　　※"++":介于75~200毫克/分升;

　　※"+++":高于200毫克/分升。

　　比起单次的尿蛋白测定来,进行24小时尿蛋白的定量测定才能准确地反应蛋白尿的严重程度:

　　※ 阴性:0~80毫克/24小时;

　　※ 轻度:120~500毫克/24小时;

　　※ 中度:500~4000毫克/24小时;

　　※ 重度:超过4000毫克/24小时。

3. 常用的肾脏功能指标有哪些?

　　肾脏病患者就诊时常常要抽静脉血检查肾脏功能,得到的结果中最受关注的指标是血清肌酐(SCr)、血清尿素(BU)以及由此派生的内生肌酐清除率（Ccr）和血清尿素氮（BUN），这几项指标能不同程度地反应肾小球的滤过功能。

4. 营养医生怎么评价肾脏功能的指标？

血清肌酐：偶尔出现血肌酐稍稍偏高的情况，要回顾一下近日的饮食情况，是否摄入了较多的肉类、内脏、咖啡和茶等含肌酸、肌酐较高的食物，处于蛋白质营养过剩的状态。相反，如果测定发现血清肌酐低于正常范围，排除多尿所致，往往说明患者营养不良。

血清尿素：血清尿素升高除反映严重的肾小球疾患外，蛋白质分解代谢旺盛或蛋白质摄入过多也会导致非肾性的高尿素血症，如上消化道出血、甲亢、烧伤、高热、大剂量糖皮质激素（泼尼松、泼尼松龙等）。肉类、大豆、内脏等食物含蛋白质丰富，摄入过多会导致血清尿素升高。

血清尿素升高，肌酐正常

营养医生：不合并肌酐升高的单纯血清尿素升高一般是非肾性的因素所导致。

血清尿素氮、肌酐均升高，但以尿素氮升高为主

营养医生：对于肾脏衰竭的患者而言，血尿素和血肌酐不平行、血清尿素明显低于肌酐不是一个好现象，有可能存在蛋白质营养不良、负氮平衡。

5. 容易影响营养状况的肾脏疾病有哪些?

常见的对营养状况有不良影响的肾脏疾病有:

※ 急性肾小球肾炎、慢性肾小球肾炎 (水钠潴留、贫血、营养素丢失);

※ 肾小管性酸中毒 (碱性离子丢失增加、骨病);

※ 肾病综合征 (高脂血症、水肿、低蛋白血症);

※ 急性肾衰竭 (水电解质平衡失调、酸碱平衡失调);

※ 慢性肾衰竭、尿毒症、高血压性肾病、糖尿病肾病 (肾脏功能逐步丧失导致氮质淤积、钙磷代谢异常、贫血等等);

※ 狼疮性肾炎、乙型肝炎病毒相关性肾炎、过敏性紫癜肾炎、硬皮病肾病、细菌性心内膜炎性肾炎 (应用糖皮质激素引起脂质代谢紊乱)。

6. 肾脏病人常见的营养不良有哪些?

肾脏病人容易发生很多种类型的营养不良,这其中有些是由于肾脏病本身造成营养素摄入或代谢障碍、排出过多所引发:

※ 肾病综合征大量蛋白尿引起低蛋白质血症;

※ 肾病综合征引发的高脂血症;

※ 肾小管酸中毒引发维生素 D 缺乏性骨病;

※ 肾小管酸中毒引发低钾血症;

※ 慢性肾衰竭相关的贫血;

※ 慢性肾衰竭相关的高钾血症；

※ 慢性肾衰竭相关的钙磷代谢异常，高磷血症、钙磷比例失调，甲状旁腺功能亢进、骨质疏松；

※ 尿毒症前期、尿毒症期胃肠道损害引起的摄入不足；

※ 梗阻性肾病引发的病理性的红细胞增多。

还有一些是由于肾脏疾病病情所须使用的一些特殊的治疗药物或治疗手段的副作用所导致的：

※ 各种免疫相关性肾病应用糖皮质激素对蛋白质、脂质代谢造成影响；

※ 利尿剂引起体内多种电解质和微量元素随尿液丢失增加；

※ 血液透析相关的蛋白质丢失；

※ 腹膜透析相关的大量蛋白质丢失，难以纠正的负氮平衡。

这些都是肾脏病人特有的营养状况改变，与病种、病程、药物的使用有着复杂的关系。

7. 通过"察颜观色"也能判断肾脏病患者的营养状况吗？

此"察颜观色"非彼察言观色也。

通过一番"察颜观色"，我们能从肾脏病人多种皮肤特征来了解患者的营养状况：

※ 皮肤颜色——苍黄脸色即所谓'肾病面容'的特征，说明病情进展致肾性贫血；

※ 皮肤弹性——松弛、弹性差，说明皮下存脂消耗严重，往往合并蛋白质、能量营养不良；

※ 皮肤湿度、温度——手、足皮肤湿冷是新陈代谢不旺盛的表现；

※ 是否存在可凹陷性的水肿——可能存在低蛋白血症、水钠潴留，提示限钠、限水，纠正负氮平衡；

※ 是否有散在的淤斑、斑疹——预示着食物或药物过敏、免疫性肾病复发或是血小板和凝血功能低减；

※ 是否有脱屑——尿毒症患者、脂肪营养不良、脂溶性维生素缺乏患者都会有此表现；

※ 是否有满月脸、毳毛增多——使用糖皮质激素，脂肪重新分布，警惕药物性血糖、血脂异常。

如果把"察颜观色"的范围再扩大一些，还能获得一些有价值的体征，来表明病情的进展：

※ 是否精神萎顿，不愿多言——尿毒症合并贫血、透析间期时常常如此；

※ 是否穿着较厚，怕冷怕风——体质孱弱、发热的病人；

※ 是否舌苔黄厚，口有异味——患者厌食、食欲不振；

是否患者身上闻上去有一种尿素一样的气味——慢性肾功能不全尿毒症前期或尿毒症期。

8. 肾脏病人自己也能进行营养状况评定吗？

大家常常用体重增减或言胖瘦来说明营养状况如何，其实营养状况的评价并不仅仅是体重高低这么简单。身体的营养状况主要分为能量营养状况和蛋白质营养状况这两方面，一些可以自己来做的外测量就能反映这两方面的营养状况，见表2：

脂肪比例和重量增加

能量过剩

体内水分过多

体重超过正常范围
体质指数高于正常

病理性或生理性水肿

肌肉素质增强

运动员、体育锻炼所致

■ 不良倾向　　□ 好的可能

图1　体重超过正常范围的各种可能

表2　营养状况评定表

指　标	测定方法	正常范围	营养意义
体重指数（BMI）	分别测定身高（米）和体重（千克），BMI＝体重/身高^2	18.5～23	23～25超重，25～35为肥胖，35以上为重度肥胖；低于18.5为蛋白质能量营养不良状况，17～18.4为轻度，16～16.9为中度，低于16为重度
三头肌皮褶厚度TSF（mm）	手臂自然下垂，用皮褶计测定上臂中点上方1cm处皮褶厚度	**女性：**（15.3±10)%；**男性：**（8.3±10)%。	反映体内存脂状况，间接反映能量营养状况，低减　轻度：正常值80%～90%，中度：60%～80%，重度：低于60%

续　表

指　标	测定方法	正常范围	营养意义
上臂肌围 AMC（cm）	**上臂围（AC）**：测定位置同三头肌皮褶厚度， AMC = AC − πTSF/10	**女性：** （21.0±10）%； **男性：** （24.8±10）%	反映体内蛋白质贮存情况，减低表明蛋白质营养不良， 低减　轻度：正常值80%～90%， 　　　中度：60%～80%， 　　　重度：低于60%
腰臀比	**腰围**：平脐一周测定； **臀围**：平耻骨联合、臀部最高峰一周测定。	小于1	反映脂肪分布，腰围大于臀围意味着腹部、内脏存脂过多，是脂肪摄入过剩的标志，同时此种向心性的肥胖体形预示着心血管疾病的高发。

脂肪比例和重量减少

体内水分过少

肌肉素质过差

体重低于正常范围
体质指数低于正常

能量营养状况不佳，长期慢性饥饿

病理性或生理性脱水

肌肉蛋白质转化能量、慢性消耗

□ 异常情况

图 2　体重低于正常的各种可能

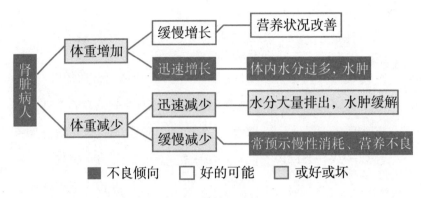

图3　肾脏病人体重变化的各种可能

🌱 9. 通过肾脏病人体重变化能发现什么？

对于健康人而言，体重是反映营养状况的指标。成年人的体重随着身高的变化而变化，也受骨骼重量、肌肉素质等因素的影响，比如肌肉发达的运动员体重较同身高的健康人要高很多。而对于女性，体重还会随月经周期有一个小幅度的周期性的涨落。体重能综合地反映身体中脂肪、水分、骨骼、肌肉等各种成分的总量。

与健康人不同的是，观察肾脏病人的体重变化除能了解该患者的能量摄入是否充分以外，还有观察体内水分积存的意义。是否有水肿？是否需要调整利尿剂？是否应该限制水分摄入？通过观察体重的变化能大约找到这些问题的答案。

第三章 肾脏病人的各种营养素调整饮食

（一）蛋白质

1. 蛋白质是什么？为什么都说肾病患者不宜摄入过多？

蛋白质就是生命，蛋白质与各种形式的生命活动紧密相连着，几乎所有的生物体都是以蛋白质为基料来构造组织和细胞的。

蛋白质是氨基酸的聚合体，组成人体的蛋白质主要由 20 种氨基酸构成，这 20 种氨基酸广泛存在于食物链的各级生物体——花鸟鱼虫、五谷畜禽，人类通过摄食来补充身体所需的蛋白质。

20 种氨基酸当中，有 12 种是人体能够通过自身转化和合成来获得的，还有 8 种是必须由外界摄入的，称为必需氨基酸。每种食物蛋白质含各种氨基酸的比例不同，各种氨基酸的比例，特别是必需氨基酸的比例，与人体越接近，被人体利用的比例越高，反之则会未经利用而从尿中排出。

蛋白质既然能够为人体提供各种氨基酸，那么到底摄入多少较为合适呢？

健康人对蛋白质的需要大约为：

※ 婴儿…………4 克/（千克体重·天）。

※ 1～6 岁………3.5～3 克/（千克体重·天）。

※ 7~12 岁………2.5~2 克/（千克体重·天）。

※ 13~17 岁………1.8~1.5 克/（千克体重·天）。

※ 成年男性………1.2~1.8 克/（千克体重·天）⎫
⎬ 与劳动强度
※ 成年女性………1.2~1.8 克/（千克体重·天）⎭

成正比

※ 孕妇（4~6 月）……+15 克/天；

　　　（7~9 月）……+25 克/天。

※ 乳母……………+25 克/天。

※ 老年人………0.8~1.2 克/（千克体重·天）。

营养学上还常常以蛋白质占总能量的比例（%En）来表示其需要量，通常情况下，这一比例为 10%~12%En。

2. 什么是高蛋白饮食？

了解到正常情况下人体对食物蛋白质的需要量之后，我们再来谈一谈什么是高蛋白质饮食，以及什么情况下人体需要高蛋白质饮食。

人体在处于分解代谢亢进的状态下时蛋白质的分解大于合成，造成蛋白质的排泄量增加，这种状况见于手术、外伤、烧伤、高热、甲状腺功能亢进等，应提高蛋白质的摄入量来满足身体的需要，纠正蛋白质的负平衡。否则将出现蛋白质营养不良的状况，导致营养缺乏。高蛋白质饮食是指将蛋白质的摄入量提高 20%~30%，使其占总能量的比例达到 15% 甚至更高，而若以 ［克/（千克体重·天）］来衡量，以成年人为例则要达到 1.5~2.0 克/（千克体重·天）以上，方可称为高蛋白质饮食。

例如，一名成年男性的骨折患者，身高为 170 厘米，理想体重为 65 千克，实际体重为 60 千克（处于正常水平），平时他每天的蛋白质的需要量为：

※ 蛋白质$_{平时}$＝65 千克×1.2 克/（千克体重·天）

＝78 克/天。

骨折情况下其蛋白质需要量为：

※ 蛋白质$_{骨折}$＝65 千克×1.5 克/（千克体重·天）

＝97.5 克/（千克体重·天）。

怎样使饮食中的蛋白质量达到高蛋白质饮食的要求呢？

含蛋白质丰富的食物有牛奶、鸡蛋、瘦肉、鸡、鸭、鱼、虾、海参、大豆等食物。

应该指出的是，往往需要摄入高蛋白质饮食的时候也需要适当提高能量和钙的摄入，因为能量充足可以起到节约蛋白质的作用，提高蛋白质的利用价值，而摄入高蛋白质饮食能增加钙质的排泄，长期服用有可能出现负钙平衡，故应注意补充。

3. 什么是低蛋白饮食？

当身体处于急性肾炎、急性或慢性肾衰竭、肝昏迷的情况下，体内蛋白质代谢产物能增加肝肾负担，加重症状，此时需要降低蛋白质的摄入量，以使它仅能维持生理功能的运行为度。维持基本生理功能所需的蛋白质量约为 0.4～0.6 克/（千克体重·天），仅为正常情况下的 50%～60%，要达到这样一个摄入量标准，需要非常谨慎地选择食物，特别是那些含蛋白质较丰富的食物，更要经过认真计算和取舍。

例如，一名急性肾炎的女性患者，身高为 155 厘米，理想体重为 50 千克，实际体重为 52 千克（处于正常范围），医生要求她进食低蛋白质饮食，蛋白质摄入量 0.5 克／（千克体重·天），经计算得知她每天的蛋白质总摄入量不应超过 25 克，这是一个怎样的概念呢？

一个鸡蛋含 8 克蛋白质，

一袋牛奶（250 毫升）含 8 克蛋白质，

50 克瘦肉含 8～10 克蛋白质，

尚未计算主食和其他食物中的蛋白质，仅此三种就已超过 25 克蛋白质的限量标准，可见低蛋白质饮食，特别是限量严格的低蛋白质饮食，需要特殊的手段来实现。

4. 麦淀粉饮食是做什么用的？

麦淀粉是将小麦粉中的蛋白质抽提分离去掉，抽提后小麦粉中蛋白质含量从 9.9% 降低至 0.6% 以下。用麦淀粉替代主食作为患者每日供给热量的主要来源，以减少饮食中劣质蛋白质的摄入量，一方面可以在限量范围内提高优质蛋白质摄入的比例，另一方面也保证了低蛋白质饮食的情况下摄入充足的能量。

麦淀粉可以加工成各种各样的主食：一份麦淀粉用约半份滚开水烫热揉成面团，然后可制成面条、面片、蒸饺、烙饼等。

甚至麦淀粉还可制成各色点心，来丰富低蛋白质饮食的食谱：

✿ 土豆泥饼：土豆 100 克蒸熟去皮，捣成泥，加入麦淀粉 50 克、糖 30 克，搅拌均匀，分成 4 ~ 5 份，取一份放热油锅中煎成土豆泥饼，共煎 4 ~ 5 个小饼。

✿ 麦淀粉饼干：麦淀粉 250 克，糖 100 克，油半勺，水适量，起子份少许，擀成小薄饼放烤箱中烤熟。

有的淀粉，如"维思多"淀粉是添加了晶体胶的淀粉，与麦淀粉相同之处在于其蛋白质含量很低，优于麦淀粉之处在于加工容易，能够按照通常的方法进行冷水和制，下面介绍一些食用方法：

❋ 维思多淀粉 500 克加入泡打粉 16 ~ 18 克，混合均匀。

❋ 每 500 克取用酵母 2 ~ 3 克、白糖 5 克，用 35 ~ 36℃温水调成糊状（水量为和面总用水量的 1/3）。

❋ 用酵母糊和面。

❋ 不足的水分用 35 ~ 36℃温水补充，直至和成适宜的面团。

❋ 在密闭盆内保温发酵约 40 分钟（冬天加盖温毛巾）。

❋ 包进馅或白糖（加淀粉预先和匀），冷水上锅蒸，锅开后 25 ~ 30 分钟即得。

❋ 蒸熟的包子、馒头应用清洁的湿布覆盖，剩余的待放温后（不要等完全凉透）即放入冰箱中冷冻保存。

❋ 冷冻后的包子、馒头，用冷水上锅蒸热即可食用。

如做烙饼也可用上述方法发面。

注：香甜泡打粉中钾、钙含量

❋ 钾 50 ~ 60 毫克/克、钙 60 ~ 80 毫克/克；

所蒸馒头每 75 克馒头（以生面计）

❋ 钾 80 ~ 100 毫克、钙 120 ~ 150 毫克。

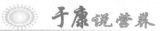

"维思多"淀粉米是用维思多淀粉经过合理工艺处理制成的淀粉米。因不含蛋白质适用于需要控制蛋白质摄入量人群选用，其食用方法为：

※ 做粥：取本品加入沸水烫泡20分钟，将水倒掉，再加入热水适量，在锅中煮沸，待米粒全部透明，即可食用。食用可加入糖、甜味剂、果汁等，按个人口味享用。

※ 做风味点心：取本品加入沸水烫泡20分钟，将水倒掉，将其放入瓷碗中，将水漫过米面，在蒸锅上蒸至米粒全部透明，即可食用。

※ 甜品：加入糖或甜味剂、果汁等。

※ 风味食品：加入香油、酱油、醋等调料，按个人口味享用。

5. 优质蛋白质是什么？为什么粗粮、杂豆不适合肾病患者？

所谓优质蛋白质是指其必需氨基酸含量和比例与人体蛋白质较为接近，被人体利用得充分，产生的代谢废物较少的蛋白质。常见食物当中，动物来源的蛋白质，如鸡蛋、牛奶、肉类所含的蛋白质是优质蛋白质，鸡蛋的蛋白质与人体蛋白质的氨基酸组成最为接近，生物利用度也最高。

与优质蛋白质相对的是劣质蛋白质的概念，一些来自植物的蛋白质所含必需氨基酸种类不齐全，比例也不合适，有的很高，而有些过低，使得各种氨基酸在体内利用时受含量较低的那种限制，整体利用率很低。这样的蛋白质称为劣质蛋白质，如谷类、杂豆类、粗粮等植物性食物中所含蛋白质就属于劣质蛋白质。

通过摄入不同来源的蛋白质能发挥蛋白质互补的作用，提高蛋白质的综合利用率，所以提倡粗细搭配、荤素搭配、主副食搭配进食。

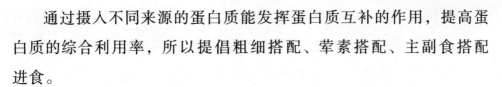

6. 肾病患者真的不能吃大豆制品吗？

过去我们认为植物蛋白质含量在30%左右的大豆及其制品应被严格地排除于肾病患者的食谱之外，因为其利用率不高。问题是，是不是植物蛋白质全是劣质蛋白？大豆蛋白质应属被禁之列吗？

其实这种观点是片面的。首先，大豆蛋白质是植物蛋白质中生理价值较高的蛋白质，同时大豆蛋白质富含赖氨酸，与大米、白面等传统主食中的蛋白质可以起到互补作用，提高混合蛋白质的生理价值；另外，最新的研究发现，以大豆蛋白质为主要蛋白质来源的低蛋白饮食可以像以动物蛋白质为主的低蛋白饮食一样延缓肾功能的恶化，维持正常的蛋白质营养状况，并且，这样的饮食可以纠正病人原有的高脂血症。

可见，大豆及大豆制品不应是肾病患者的饮食禁区，相反，患有肾病的人应该在蛋白质限量范围内较多地选择大豆制品。比如，您一日的蛋白质限量是40～50克，那么您可以这样来安排它：

* 摄入200～250克的主食（约提供16～20克蛋白质）；

* 豆浆200毫升（5～8克蛋白质）；

* 豆腐100克（提供蛋白质7.5克）；

* 猪肝25克（提供蛋白质5克）；

* 一个鸡蛋或50克瘦肉（提供蛋白质10克）。

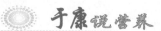

这样的食物安排做到了荤素搭配，以素为主，既可照顾到营养需要，又可照顾到肾病患者普遍的食欲不振和减弱的胃肠功能。

肾病患者在选择大豆制品的时候应该注意的是：

✿ 血尿酸高的患者不宜选。

✿ 食用豆制品后消化吸收不良的不宜选。

（二）钠、钾

🌾 1. 为什么肾脏病人要限制食物中的钠？

钠是细胞外液的主要阳离子，是维持机体水、电解质平衡、渗透压和肌肉兴奋性的主要成分。一旦体内水、钠平衡的调节机制遭到破坏，即可出现水、钠潴留或过多丢失。

肾脏是调节钠平衡的最主要的器官，健康人的肾脏对于钠的调节遵循"多吃多排、少吃少排、不吃不排"的原则，肾脏通过对钠的滤过和重吸收来维持体内钠的稳定，而保持一种钠含量的动态平衡是维持体液量的重要机制。

肾脏病人容易出现钠平衡的紊乱，如急性肾衰的患者由于少尿水肿会出现稀释性低钠血症，进一步造成细胞内水肿，表现为急性脑水肿的症状，临床上可出现软弱、嗜睡、恶性呕吐，甚至神志不清、低渗性昏迷。更多情况下，随着肾功能变差，肾脏的排钠能力是下降的，常可引起高血压、水肿和充血性心力衰竭。

限制饮食中的钠盐并不意味着单纯减少钠的摄入，而是要根据病情将其限制在合适的水平。

2．肾病患者什么情况下必须控制食物中的钠？

肾病患者控制钠盐的目的在于获得血管内液体的最适保有量，以便能更好地满足心肾功能的需要。根据肾病的不同阶段和类型，应掌握增减氯化钠摄入的时机，具体如下：

※ 增加氯化钠摄入：慢性肾盂肾炎、肾髓质囊肿导致失钠。

肾小管酸中毒，排钠增多。

腹泻、呕吐、过度出汗。

高血钙。

急性肾衰竭多尿期。

※ 保持正常氯化钠量：肾脏疾病不合并高血压、水肿、充血性心力衰竭、腹腔积液或胸腔积液。

※ 减少氯化钠摄入：肾脏疾病不合并高血压、水肿、充血性心力衰竭、腹腔积液或胸腔积液。肾脏疾病合并少尿。

3．限盐饮食的标准如何？

食盐（氯化钠）是膳食钠的主要来源，每克食盐含钠393毫克，含氯607毫克。钠的正常需要量没有明确规定，正常情况下每天仅为500毫克，即摄入1克的食盐，就可满足身体对钠的需要。我国膳食的食盐含量在每天每人8～15克，远远超过了实际需要。

限盐（钠）饮食可以按照限钠量高低分为三档，即低盐饮食、无盐饮食和低钠饮食，三档的具体要求如下：

※ 低盐饮食：全日供钠 2000 毫克左右，食盐用量在 2～3 克；

※ 无盐饮食：全日供钠 1000 毫克左右，烹调中不得使用食盐和酱油；

※ 低钠饮食：全日钠供给量控制在 500 毫克以内，不仅不可用盐和酱油，还要限制一些含钠量在每百克 100 毫克以上的蔬菜，如油菜苔、空心菜（蕹菜）、蒿子秆、茴香、芹菜等。

4. 什么食物含钠低？什么食物含钠高？

日常饮食中，食盐是钠的主要来源，一般人适当限制食盐用量就能很显著地降低钠的总摄入量。但是对于需要严格限钠的患者来说，还需要关注食物中的含钠量，回避那些含钠高的品种。如果以每百克为单位计算，食物的含钠量在几个毫克（如各色水果、杏仁）到几千毫克（咸鸭蛋）不等，限制食物中的钠一般应选择每百克钠含量在 100 毫克以内的品种，如牛肉、瘦肉、鸡肉、大白菜、菜花、莴笋、冬瓜、丝瓜、西红柿、荸荠、各种水果等，那些每百克含钠超过 200 毫克的食物，如牛肉干、苏打饼干、话梅、油饼、豆腐、蘑菇、紫菜、芝麻酱、川冬菜、雪菜、虾米、卤制、腌制的食品，容易使总的钠摄入量超过标准。

烹调低盐饮食的时候要注意：

※ 吃时加盐，而非炒时加盐；

※ 以糖醋的酸甜味替代咸味，调动患者的食欲；

※ 不放味精、鸡精等调味品。

5. 肾脏病人能用低钠盐（酱油）来控制食物中的钠吗？

低钠盐或低钠酱油和普通的食盐、酱油一样有咸味，它其中的镁盐、钾盐比例很高，而氯化钠的含量很少，总体含钠量降低。

那么肾脏病人是不是可以用它们来替代食盐和酱油呢？这要看患者血钾的水平，如果患者存在高血钾、少尿、水肿的情况，那么食用"低钠高钾盐"肯定是不合适的。如果患者血钾不高，甚至因为肾小管损害或是使用利尿剂而产生低钾的倾向，那么适当选用就非常合适，而且适当补钾还有利于维持心血管系统的健康，对于预防高血压、冠心病有一定的好处。

6. 为什么肾脏病人要关注食物中的钾？

钾是人体最重要的阳离子之一，正常人体含钾总量约为2克/千克体重，其中98%存在于细胞内，主要分布于肌肉、肝脏、骨骼和红细胞等处，一部分与蛋白质、磷酸盐、糖原相结合，能维持酸碱平衡、细胞的生长发育、神经肌肉的兴奋性、容量的调节等。人体钾的来源全靠外界摄入，每天饮食中含钾在50～100毫摩尔（2～4克），足以维持生理上的需要。

钾主要经肾脏排泄，肾脏排钾量占总排出量的80%～90%，肾脏对钾的排泄原则与钠不同，为"多吃多排，少吃少排，不吃也排"。胰岛素能促使钾向细胞内转移，使血钾下降。血钾过高过低都是非常危险的，高血钾能使心跳骤停或呼吸肌麻痹而快速致死，低血钾易引起致命性心律失常，两种情况均可引起心电图的异常。

肾脏疾病与钾的关系非常复杂，所以患有肾脏疾病应该关注食物中的钾、关注血钾调节，避免这种电解质紊乱可能引发的严重症状。

7. 什么情况下要增、减食物中的钾？

当血钾降低时，会出现食欲不振、恶心呕吐、四肢乏力、嗜睡、腹胀、神志不清、心跳过速等。此时要增加食物中的钾纠正低血钾，高钾饮食每日的钾摄入应不低于3120毫克，甚至可达到每天6600毫克，与食物钠的比例为1~2∶1较合适。

血钾降低的情况与以下肾脏问题有关：

※ Ⅰ型或Ⅱ型远端肾小管酸中毒；

※ 糖尿病肾病患者胰岛素治疗；

※ 大剂量使用排钾利尿剂；

※ 急性肾衰多尿期；

※ 范可尼综合征；

※ 高血压性肾病等。

当血钾升高（高于5.5毫摩尔/升）时，临床可出现四肢苍白、寒冷、疼痛、四肢感觉异常、心跳过缓等症状，此时需限制外源性钾摄入，使食物中的钾含量不超过50毫摩尔/升（2000毫克）。

血钾升高的情况与以下肾脏问题有关：

※ 使用保钾利尿药，如螺内酯（安体舒通）；

※ 使用ACE抑制剂、β受体阻滞剂及长期肝素化治疗；

※ 合并少尿的肾病，每天尿量少于 1000 毫升；

※ 感染、发热、创伤致体内钾产生增加；

肾病患者便秘等。

8. 怎么判断食物中的钾含量？（附食物钾含量分级表）

　　蔬菜、水果、谷类都是富含钾的食物，其中含钾较高的水果有西瓜、香蕉、菠萝、枣、香瓜等，蔬菜有苋菜、菠菜、芹菜、胡萝卜、竹笋、马铃薯、扁豆、芋头、海带、蘑菇和香椿等。

　　各种食物中的钾多集中于谷皮，果皮和肌肉中，如精细加工的粮食比粗粮中含钾要低，去皮水果的钾含量比带皮的低，肥肉的钾含量比瘦肉低。

　　因为钾易溶于水，所以浓菜汤、果汁、肉汤中均含有相当数量的钾，去除汤汁的罐头水果和煮水果比新鲜水果的钾含量低。

表3　食物钾含量分级表（毫克/百克）

含钾量 （<150）	含钾量 （151~250）	含钾量 （251~350）	含钾量 （351~550）	含钾量 （>550）
稻米	标准粉	小米	鲜蚕豆	海带
富强粉	玉米	玉米	芋头	紫菜
豆浆	南豆腐	土豆	红苋菜	花生
北豆腐	油豆腐	绿苋菜	毛豆	榛子
豆腐干	猪肝	紫萝卜	乌枣	青豆芽

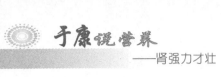
续　表

含钾量 （＜150）	含钾量 （151～250）	含钾量 （251～350）	含钾量 （351～550）	含钾量 （＞550）
猪心	猪肚	鲜蘑	鲤鱼	黄豆
羊后腿	牛肝	豌豆	蛤蜊	绿豆
海参	羊肝	红果		红豆
鸡蛋	牛后腿	枣		葵花籽
鸭蛋	猪肾	瘦猪肉		西瓜子
牛奶	鸭	瘦羊肉		
黄瓜	螃蟹	鸡肉		
冬瓜	甘薯	兔肉		
南瓜	山药	鲫鱼		
丝瓜	豇豆	带鱼		
茄子	韭菜	青鱼		
柿椒	芹菜	黄鳝		
大白菜	黄豆芽	鲳鱼		
圆白菜	胡萝卜	香蕉		
绿豆芽	卞萝卜			
桔	白萝卜			
柚	油菜			
菠萝	空心菜			
葡萄	蒿子秆			
鸭梨	莴笋			

续　表

含钾量 （<150）	含钾量 （151~250）	含钾量 （251~350）	含钾量 （351~550）	含钾量 （>550）
苹果	西红柿			
草莓	蒜苗			
杏仁	柿子			
	柑			
	荔枝			
	鲜桂圆			

（三）能量

1. 什么叫能量？

能量是物理学的概念，机器运动需要的能量来自电力或燃油，人体维持体温和一切生命活动所需的能量来自食物在体内缓慢氧化释放的化学能。不要小看食物中蕴含的化学能，如果我说用一个汉堡包的能量足以烧开一壶冰水，您相信吗？

我们不妨来计算一下：

★ 一个牛肉汉堡包的原料及所含能量：

　　※ 牛肉，50 克，能量 150 千卡；

　　※ 面粉，30 克，能量 100 千卡；

　　※ 黄油，8 克，能量 72 千卡；

番茄酱及蔬菜，不计

※ 能量合计 322 千卡。

★ 1 千卡 = 1 千克水温度升高 1℃所需能量，那么，322 千卡的能量就相当于将 3.22 千克的水由 0℃烧开（100℃），3.22 千克的水差不多相当于两保温瓶呀！

如此算来，一个普通大小的汉堡包能量简直就相当于一个小炸弹！

食物中既然蕴含着如此丰富的能量，那么人体到底需要多少能量？人体摄入那么多的能量做什么用呢？

食物中的能量由口腔咀嚼、吞咽，经食管进入胃、肠，在胃肠中含能量的营养素消化、溶解为小分子物质，而后吸收入血，在身体各处的组织细胞内转化为生物化学能量，肌肉舒缩、保持体温、激素分泌、血液循环、呼吸、神经活动等各种形式的生命活动都要消耗能量。决定能量消耗的因素主要有以下方面：

※ 基础代谢；

※ 劳动消耗；

※ 食物的特殊动力作用；

※ 儿童生长发育；

※ 孕妇、乳母的特殊生理需要。

正确估计一个人每天对能量的需要是很有用处的，因为如果不顾需要，盲目摄入过多的能量会导致肥胖、糖尿病、高脂血症等能量营养过剩的状况，同时因为能量代谢和转化的过程需要消耗相关的维生素，长期摄入过多的能量也有可能导致这些微量营养素缺乏。而如果因为食物不足，或是过分节制能量，能量的摄入不能满足身体的需要，更会造成消瘦、免疫力差、贫血、乏力、应激能力低下等能量营养不良的情况。

如何估计一个人对能量的需要呢？年龄、性别、身高、体重、活动强度、是否合并特殊生理状况等都影响着个体的能量消耗。一般而言，男性比同样身高、体重、年龄的正常女性所需能量要高，随身材和体重增加对能量的需要也会越高，年龄则相反，老年后能量需要要比年轻时下降。通常中等体力劳动强度下，正常人每日的能量需要以每千克体重计为 35～40 千卡。孕妇怀孕的中晚期（孕 4～9 月）每天应增加 200～300 千卡的能量，乳母则每天需要额外增加 600 千卡的能量。

食物中的能量是以营养素的形式存在的，蛋白质、脂肪、碳水化合物、维生素、矿物质、微量元素、膳食纤维和水这七大类营养素中的前三种属于产能营养素，三种能量营养素的产热比（又叫生理有效热能，即单位重量在身体中产生的能量值）大约为：

※ 蛋白质　　　　　4 千卡/克；

※ 碳水化合物　　　4 千卡/克；

※ 脂肪　　　　　　9 千卡/克。

脂肪是能量密度最大的一种营养素，所以含脂肪多的食物含能量就多。碳水化合物应作为主要的能量来源，中国营养膳食指南中首句'食物多样，谷类为主'就是指应将含碳水化合物丰富的谷类食物作为能量的主要来源。蛋白质虽能在体内转化为能量，但是它有着更重要的生理作用，作为能量来消耗掉是非常不经济的，所以应该注意在摄入蛋白质食物的同时补充一些含脂肪和碳水化合物的食品，来减少蛋白质的燃烧。

总的来说，含能量丰富的食物有谷类、坚果、油、肉类、点心、糖果、巧克力等等。

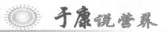 ## 2. 肾脏病人为什么需要吃饱？

肾脏病患者维持生理机能所需的能量在数量上与常人无异，但是肾脏病人一方面受病情本身和用药的影响常常胃口不佳、消化和吸收能力都下降，使得食物量不足；另外，很多时候需要限制此种或彼种营养素，今天不能多吃盐，明天需要低钾，也许还应该低蛋白。患者不知道怎样适当地选择食物，日常饮食变得过于谨慎，导致能量摄入不足。更有一些患者认为摄入少了，有助于减轻肾脏的排泄负担，甚至一味吃素。

肾脏病人要吃饱，不能挨饿。

饥饿的时候，身体的各项生理活动和必要的体力活动仍在继续着，必然在不断消耗着能量，所需的能量不能来自外源性食物就只有靠自身分解，最初是分解储存在肝脏和肌肉当中的糖原，糖原消耗殆尽之后转而消耗内脏和组织液中的功能蛋白质，此时就会产生很多内源性的蛋白质代谢产物，这部分东西全部要通过肾脏排出体外，无形中增加了肾脏的负担，蛋白质消耗到一定程度才开始脂肪的消耗，脂肪氧化放能时能产生很多的酮体，这会增加身体的酸度，也是损伤肾脏的因素。所以肾脏病人应该远离饥饿，保持良好的能量营养状况。

3. 肾脏病人摄入多少脂肪合适?

因为很多种肾脏疾病合并有血脂异常,如肾病综合征、尿酸性肾病、糖尿病性肾病、免疫性肾病等,所以很多肾脏病患者都认为自己应该尽量少吃那些含脂肪较多的食物,把它们视作洪水猛兽。脂肪其实是一种非常重要的营养素,正常人体含有15%~30%的脂类物质,身体脂肪储存过少也是营养不良的表现,意味着对疾病的抵抗力下降。而长期摄入缺少脂肪的食物首先会导致必需脂肪酸的缺乏,另外,含脂肪丰富的食物含有较多的脂溶性维生素,如果缺乏脂肪,不仅会直接减少脂溶性维生素的含量,还会使得其他食物中所含的脂溶性维生素不能溶解,在肠道吸收比例就会降低,最终造成缺乏。缺乏脂肪的人体,皮肤弹性和光泽均下降,而皮下存脂也会非常之少,更容易发生低血糖的情况。

肾脏病人饮食中由脂肪提供的能量占总能量的比例为25%~30%,每天的脂肪量应大致达到40~50克,其中一半来自食物本身,一般来自烹调用的植物油,选择那些含单不饱和脂肪酸丰富的植物油有助于维持合适的脂肪酸比例,即饱和脂肪酸、单不饱和脂肪酸、多不饱和脂肪酸之比为1:1:1,从而最有效地保护心血管的功能。

4. 肾脏病人能减肥吗?

肥胖本身就是一种病,因为肥胖导致高血压、糖尿病、痛风、高脂血症，并进而引起高血压性肾病、糖尿病肾病、尿酸性肾病、动脉硬化、血管栓塞性肾损害，故肥胖应该作为肾病的原始病因积极治疗纠正。

在决定是否"减肥"之前：

首先 判断一下患者是否真的是肥胖？采取前文中介绍的方法评估一下三头肌皮褶厚度。很多时候体重和体质指数都不是一个可靠指标，因为肾病患者非常容易合并有水肿或隐性的水钠潴留，使得体重和体质指数偏高。

然后 想一想目前患者的状况是否能够耐受减肥？

※ 肾脏疾病进展急骤；

※ 合并症严重或控制不稳定；

※ 食欲不好；

※ 近期体重大幅波动，不明原因地增、减；

※ 合并有低蛋白血症、贫血等营养不良；

※ 合并甲亢、结核、癌症等消耗性疾病；

※ 各种手术前后。

肾脏病患者处于以上情况时不适合靠控制食物的总能量来减肥，相反应该严密关注入量不足的问题，防止病情恶化。

（四）钙、磷

1. 肾脏病人都缺钙吗？

钙是体内含量排第五位的一种元素，是身体最多的一种阳离子，它不仅是骨骼组织的主要构成物，而且在机体的生长发育过程中自始至终支持着整个机体结构，正常人体中约含有1200克的钙，99％在骨骼，骨骼是一个巨大的不溶性钙复合物的贮库，与循环的血钙之间保持着动态的平衡。

肾脏对维持体内钙、磷代谢的平衡具有重要作用，因为人体内钙磷代谢主要受甲状旁腺素和活性维生素 D_3 的调节，而肾脏既是活性维生素 D_3 的主要形成部位，又是甲状旁腺素的重要作用部位和代谢器官。

当各种肾病导致肾功能降低时，矿物质代谢发生相应变化，最重要的病理改变为发生继发性甲状旁腺亢进、血磷升高和活性维生素 D_3 水平降低。这些改变对钙代谢的影响主要为胃肠道对钙吸收减少，骨钙溶出补充血钙不足，使得体内呈现实际的钙缺乏和钙的异常沉积，导致骨质疏松、肾脏钙化损伤加重。从这个意义上说，增加饮食中的钙含量对于纠正肾功能不全引起的钙磷代谢紊乱是有益的。

至于那些肾结石患者，尤其应予重视的是草酸盐性的结石，不仅不能补钙，还应限制含钙高的食物。

2. 常见食物的钙含量是怎样的？

食物大都含有不同量的钙，含钙量较高的每百克一般在100毫克以上，有些可达到千余毫克：

※ 奶及奶制品所含的钙有较高的吸收率；

※ 茴香、绿苋菜、雪菜、油菜苔、芥兰等深绿色的蔬菜、小萝

卜缨；

　　※ 柠檬；

　　※ 芝麻酱、花生、松子、榛子；

　　※ 海参、鱼类、紫菜、海带、以及可以连骨、壳一起食用的小
鱼小虾；

　　※ 木耳、蘑菇、蛋黄、豆类；

　　把动物的骨粉充分磨碎作为钙源，其钙含量有20%之多。

　　除了以上含钙较高的食物之外，米、小麦等谷物，大部分蔬
菜、水果，肉类等食物含钙均较低。

3. 得了肾病就应限制食物中的磷吗？

　　磷是含量排第六位的人体元素，磷从某种意义上讲对机体极为
重要——它是所有细胞中的核酸组成部分，是细胞膜的必要构成物
质，三磷酸腺苷是细胞能量代谢的重要介质。人类很少发生磷缺
乏，因为食物中磷的含量实在是太丰富了，无论动物性食物还是植
物性食物只要有细胞结构就都含有非常丰富的磷，只是有些早产的
婴儿，因为在母体内没有经历足够的钙磷的骨沉积，出生后需要量
比一般的婴儿要高很多来弥补这个缺口，如果没有足够的高磷奶摄
入，就可能发生磷缺乏。

　　肾病病人对磷的需要与钙一样可分为高、低两个阵营：

　　※ 肾小管病变导致再吸收磷障碍，如肾小管酸中毒，重金属中
毒、范可尼综合征。

需要高磷

※ 糖尿病肾病应用胰岛素和输注葡萄糖时引起磷过量进入细胞内，而血磷过低，此时应按照每千卡 0.2 毫克补足。

禁食后刚刚恢复营养供给，给予高碳水化合物饮食，引起低磷。

需要低磷

※ 慢性肾功能不全，肾小球滤过磷减少，而肾小管功能正常，回吸收不减少，导致血磷升高。

※ 维生素 D 中毒，发生转移钙化时。

4. 常见食物的磷含量如何？

谈到食物的磷含量，先要介绍一下每天人体对磷的需要量，通常按照能量需要量来推导磷的需要，即 1 千卡需磷 0.2 毫克，故不同个体随能量需要的变异对食物磷的需要量在几百～千余毫克之间。

磷在食物中分布很广，因为磷与细胞结构及蛋白质成分并存，瘦肉、蛋、奶、动物的肝、肾含量都很高，海带、紫菜、花生、干豆类、坚果、粗粮含磷也很丰富。粮食中的磷为植酸磷，吸收利用率低。

蔬菜、瓜类、水果、杏仁、猪血、蛋白、海参、油类等食物磷含量较低。

（五）食物的酸、碱性

1. 有酸味的食物就是酸性食物吗？

我们所谓的成酸性食物或成碱性食物是指经人体代谢后产物对血液酸碱度的影响是偏酸抑或是偏碱。

橘子、苹果、柠檬、西红柿、葡萄、猕猴桃等这些让人一听上去就不禁口水直流的酸味食物可并不一定就是成酸性食物。它们虽然含有丰富的有机酸，如苹果酸、柠檬酸、苯甲酸、酒石酸、草酸等，但是进入身体之后这些有机酸很容易代谢分解掉而不增加血液的酸度，相反，这类植物性食物的代谢产物总体上很可能成碱性，并增加血液、尿液的碱性。当然，确有一些酸味食物是成酸性的，梅、李就是如此。

2. 成酸性食物有哪些？成碱性食物有哪些？

食物所含的蛋白质可以氧化生成硫酸，而核蛋白和磷脂的代谢产物是磷酸，这两种酸性产物能增加身体的酸度。含有蛋白质、核蛋白、磷脂这些物质的食物往往是成酸性食物，常见的成酸性食物包括全谷类、乳酪、禽肉、畜肉、动物内脏、鱼类、贝类、蛋类、核桃、花生、扁豆、玉米、梅、李等等。

牛奶、豆类、绝大部分的蔬菜、水果、干果、加碱制作的食品等是成碱性食物。

而油类、糖、蜂蜜、茶、咖啡、淀粉等成中性食物对血液、尿液酸碱度无影响。

（六）维生素和水

1. 什么是维生素？

众所周知，维生素对于人体健康非常重要。维生素可分为水溶性和脂溶性，水溶性维生素种类繁多，包括维生素 B 族（B_1、B_2、泛酸、B_6、B_{12}、生物素、叶酸、烟酸等）和维生素 C；脂溶性维生素主要指维生素 A、D、E、K。应该特别加以注意的是水溶性维生素易因食物烹调过程中的加热和弃汤受到损失；而脂溶性维生素的吸收依赖食物脂肪的存在。

2. 维生素都有哪些功能？

维生素具有酶和激素一样的功能，是人体调节生理功能、进行氧化还原过程和能量物质代谢不可缺少的一大类有机化合物。

※ 维生素参与机体的能量代谢，如维生素 B_2、烟酸是氧化还原反应中的必需辅酶；

※ 维生素 K 参与凝血机制，缺乏会导致止血、凝血障碍；

※ 维生素 D 在钙磷代谢调节中起重要作用；

※ 叶酸和维生素 B_6 的缺乏造成高半胱氨酸血症，后者是心血管疾病的独立危险因素；

※ 维生素 A 与上皮、粘膜健康和夜视力的维持有关；

※ 维生素 C、维生素 E、维生素 A 及 β－胡萝卜素发挥着抗氧化、防止衰老、防止肿瘤的重要作用。

3. 为什么人体会缺乏维生素？

人体对每种维生素的需要量不同，如维生素 C 为 100 毫克/日，维生素 B_1 为 1～1.5 毫克/日；不同的人对维生素的需要也不相同，如糖尿病人特别需要增加维生素 B 族和维生素 C 的摄入，因为 B 族维生素在旺盛的糖原异生过程中消耗甚多，而维生素 C 可以防止糖尿病微血管病变。

人体对维生素的生理需要量极其微少，但因多数维生素在人体内无法合成或大量贮存，故需经常从食物中得到补充。

由于长期的摄入不足或消耗过多，人体可能发生维生素缺乏。维生素缺乏可以分为两个阶段，即隐性缺乏阶段和临床缺乏阶段，在人们对维生素的功能尚缺乏科学认知的过去，常可见到典型的维生素缺乏症，如夜盲、佝偻病、脚气病、坏血病等。而今随着生活水平的提高和人们对营养知识的进一步掌握，典型的维生素缺乏症已经非常罕见，但是由于季节、地域或饮食习惯的关系，隐性维生素缺乏症仍广泛存在，给人们的健康带来危害。

还有，很多种疾病可能造成维生素吸收和代谢的改变，引起维生素缺乏，这类原因引起的维生素缺乏症常常是非常典型的，如萎缩性胃炎引起维生素 B_{12} 缺乏，肾脏疾病造成活性维生素 D 缺乏，糖尿病可能造成维生素 B_1、B_2 缺乏等等。

4. 什么食物含维生素丰富？

※ 谷物的外皮、动物的内脏是维生素 B 族的良好来源；

※ 新鲜水果和蔬菜富含维生素 C；

※ 动物肝脏和胡萝卜含有丰富的维生素 A 类成分；

※ 人体皮肤经过日光中的紫外线照射可以合成足够的维生素 D；

※ 维生素 E 富含于食油、坚果和海产品中；

※ 而维生素 K 则以绿茶、甘蓝、莴笋、菠菜等中的含量丰富。

5. 为什么肾脏病患者容易存在维生素缺乏？

肾脏病患者容易发生多种维生素的缺乏，这是因为：

※ 随着尿液，比如有些肾脏病患者有尿蛋白，一些与蛋白质结合的维生素丢失随之增多；

※ 在透析过程中丢失一些小分子的不与蛋白质结合的维生素；

※ 应用于肾脏疾病的某些药物能影响维生素的吸收、排泄；

※ 厌食、食物品种受限使得肾脏病人从饮食中得不到足够而均衡的维生素。

6. 肾脏病人容易发生哪些维生素缺乏？

肾脏病患者容易发生缺乏的维生素有维生素 K 和几种水溶性 B

族维生素，如维生素 B_1、B_6、叶酸和烟酸。

（1）维生素 K：长期摄食较少且接受抗生素治疗的人容易发生维生素 K 缺乏。慢性肾衰竭、肾性骨病的人如果合并维生素 K 缺乏可能更易发生骨折，所以应适当补充。

（2）维生素 B_1：肾脏病患者常常合并轻度的维生素 B_1 缺乏。叶酸缺乏和蛋白质－能量营养不良会抑制维生素 B_1 的吸收和活性。

肾脏病患者需要补充维生素 B_1，特别是慢性肾病、肾衰竭、透析的患者，应按照每天 1~5 毫克的剂量补充。水溶性维生素 B_1 容易因热、氧化剂、紫外线辐射而被破坏；食物中加碱也会使其大量流失。谷物、干果、豆类、动物内脏、蛋类、瘦肉中含量较多。

（3）维生素 B_6：维生素 B_6 缺乏能引起免疫功能紊乱，如中性粒细胞和淋巴细胞减少、淋巴细胞成熟障碍、淋巴细胞对有丝分裂原的反应下降、抗体生成减少等。维生素 B_6 在氨基酸和蛋白质代谢中也发挥重要作用，缺乏时引起食欲减退。另外，透析和慢性肾衰竭的患者缺乏维生素 B_6 还可能引起草酸盐浓度升高。

透析和慢性肾病患者应该每天补充 10 毫克维生素 B_6。维生素 B_6 的几种活性形式都不耐碱，所以烹制食物的过程中加碱能破坏其中的维生素 B_6 成分。吡哆醇主要存在于植物类食物，如香蕉、蚕豆、西红柿等。吡哆胺和吡哆醛则主要来源于动物性食物，如鸡脯、牛排等。

（4）叶酸：肾脏病患者叶酸缺乏与病程长短相关，缺乏的原因主要为摄入不足。使用促红细胞生成素能引起红细胞生成增加，消耗叶酸也增加，如不及时补充可能导致一过性缺乏。另外，透析能造成叶酸的丢失增加。叶酸能降低同型半胱氨酸的血浓度，后者据研究与内皮损伤和心血管病变有关。故应给慢性肾衰竭、透析患者补充叶酸。

每天5毫克的一般剂量可作为慢性肾衰竭的常规补充剂量。叶酸广泛存在于动植物食物中，如动物肝脏、肾脏、蔬菜、酵母等，长时间储存、烹调和光照能导致破坏。

（5）烟酸：烟酸又叫尼克酸，低蛋白饮食所含的烟酸较少，透析的患者有可能缺乏。

每天补充13～19毫克能有效预防烟酸缺乏。在肉类、鱼类、蔬菜、茶叶中含有较多的烟酸，谷类含量居中，但是谷类所含的烟酸主要集中在谷皮，精加工能破坏很多，烟酸与维生素 B_6、叶酸和维生素 B_2 有协同作用。

以上几种维生素是肾脏疾病情况下容易发生缺乏的，下面还有几种重要的维生素在肾病时虽不一定会缺乏，但也强调要按照正常推荐量来补充：

（1）维生素 A：总的原则是按照正常摄入量给予维生素 A，即800～1000微克/天。

（2）维生素 E：原则不主张给予肾脏病患者额外补充维生素 E。

（3）维生素 B_2：按照正常推荐的剂量补充就行了，每天1.2～2.0毫克。

（4）维生素 C：一般要求按每天60～100毫克的正常推荐量补充。

（5）维生素 B_{12}：推荐肾病患者按正常量补充维生素 B_{12}，即每天2～3微克。

7. 怎样保证肾病患者摄入足够的维生素?

评估易缺乏维生素的饮食摄入状况

详细记录三天有代表性的饮食,不仅要有食物品种,还需要有食物用量、烹调方法。

携带饮食记录去医院营养科门诊,请营养师协助进行查表计算,除了热量和蛋白质等主要指标外,还应重点包括维生素 B_1、B_6、叶酸、烟酸、维生素 C 等。

如果必要,可直接进行各种维生素的血液检查,来协助判断。

针对不同的病状,制定膳食补充计划

※ 低钾饮食

低钾饮食常常出现在肾病患者的饮食医嘱中,执行这样的膳食医嘱要限制蔬菜和水果的摄入量,会造成维生素 C、叶酸、烟酸缺乏,可选择冬瓜、黄瓜、茄子、柿椒、绿豆芽、草莓、鸭梨等含钾较低的蔬菜水果进食。

※ 低蛋白饮食

蛋白质摄入量受限,会造成烟酸、叶酸、维生素 E、维生素 K 的缺乏。注意补充绿叶蔬菜、避免饮食过素和油脂摄入不足、适当摄入动物内脏能纠正这几种维生素缺乏。

※ 透析

腹膜透析和血液透析都能造成很多种维生素流失,如维生素 C、维生素 B_1、B_6、B_{12}、叶酸、维生素 E 等,均需注意补充。所以,透析患者饮食结构务必做到入量充足、荤素搭配、结构合理。

❋ 蛋白尿

尿蛋白丢失能造成维生素 A 丢失增加，补充维生素 A 或 β 胡萝卜素不仅有助于纠正其本身缺乏，还能纠正尿蛋白丢失继发的低蛋白血症性的高血脂。因此适当摄入一些动物肝脏、红黄色蔬菜和素食是有益的。

❋ 高同型半胱氨酸血症

维生素 B_6、叶酸、维生素 B_{12} 等几种肾病患者易缺乏维生素与高半胱氨酸血症有关，故增加海产品、绿叶菜、动物内脏、肉类，保持荤素的合理搭配，是避免缺乏、纠正高半胱氨酸血症的有效措施。

❋ 厌食

厌食在肾病患者中很常见，能造成多种维生素缺乏，如维生素 C、维生素 B_2、维生素 B_{12}、维生素 E 等等，必要时可采用胃肠内、外营养支持来帮助纠正。

充分利用维生素补充剂来弥补膳食不足

各种维生素几乎都有药物制剂，如维生素 C，维生素 E，复合维生素 B，鱼肝油丸（维生素 A、D）等等，价格相对便宜，可用来补充饮食的不足，但需防止过量。

因为肾病患者通常只需要生理剂量的维生素，而药理剂量的大用量反倒是不安全的。因而一些按照正常需要量来制作的全配方维生素营养制剂，含有多种维生素及矿物质和微量元素，可作为维生素补充剂用于肾病患者。

采取适当的烹调方法来减少损失

❋ 烹调过程中不额外加碱；

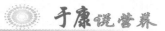
※ 减少烹调加热的时间；

※ 能够生吃的蔬菜不要加热；

※ 避免长时间储存，尽量食用新鲜的食物；

※ 不要丢弃煮菜水；

※ 不要只食用精加工的谷类。

8. 喝水会加重肾脏负担，不口渴就不必喝水，对吗？

人的身体多一半是由水构成的，身体内保有适量的水分才能维持合适的体液渗透压。进入身体的水分还能发挥多重的生理功效，如形成汗液调节体温，形成尿液来溶解和排出身体多种代谢废物，以及软化粪便促进肠道蠕动等等。

许多肾脏病人担心喝水会造成水肿、增加肾脏的负担，往往减少每天的饮水量，只在口渴难耐时才喝上一口水，这样做对吗？

为了回答这个问题，我们先来分析一下口渴产生的原因，看看依据口渴来进行补水对于肾脏病人是否合适。口渴的感觉一方面可以来自真正的水缺乏所造成的晶体渗透压升高（如血钠、钾等盐分浓度升高），这种情况下如不给予及时的补水，就会造成脱水了；另一方面口渴可能是因为内分泌或肾脏的各种病理情况造成的水钠潴留，水分和盐分的排出均发生障碍，纠正这类的口渴是不宜单纯增加水摄取量的，因为这样一来只会加重水分的潴留，加重已有的水肿。所以，如果是后一种情况造成的口渴是不宜补水的，此时应设法增加肾脏排出水分和盐分，从而降低血液中的盐分浓度以及总的血容量。

照这样说来，口渴对于肾病患者而言不应作为补水的依据，肾脏病患者在补水的问题上会更加不知所措了，怎么办？其实，对于肾小管功能健全的肾脏来说，排出过多水分不过是减少原尿中一部分水分的回吸收罢了，不会增加肾脏的工作负荷。除了急性肾功能衰竭少尿期、急性肾小球肾炎、肾病综合征合并严重的水肿、高血压等一些情况外，并不是所有的肾病都能严重到影响其对水分的调节，相反，有些肾脏疾病还要求增加饮水量，增加尿液的排出来降低尿液中有害成分对肾脏的损伤呢，像糖尿病性肾病、泌尿系感染、泌尿系结石、尿酸性肾病都属于这种情况。

9. 肾脏病患者到底喝多少水合适？

肾脏病患者对水分的需要决定于水分的丢失量，后者既包括尿液中所排出的水分，也包括随呼吸、汗液、粪便等丢失的水分，约略计算一下前日的尿量，在此基础上增加 500 毫升就可作为当日补水的参考量。也有人用每天体重的变化来评价身体水分的潴留情况，每天早晨空腹、排便后称体重，如果增加超过 1 千克，说明体内水分过多，应减少水分摄入，必要时在医生指导下应用利尿剂；如果减少超过 1 千克，说明身体丢失水分过多，水分摄入不足以弥补所需，应当增加水分的摄入。

第四章 急、慢性肾炎的饮食问题

肾炎可按病因分炎症性和非炎症性两大类型，原发性肾小球肾炎，如链球菌感染后的肾炎，属于前者，病理学上见到肾小球微小病变、膜性肾病及其他特殊类型的肾小球病属于后者。肾炎还可按照疾病的进程分为急性肾炎、急进性肾炎、慢性肾炎、隐匿性肾炎等类型，其中急性肾炎可以转为急进性肾炎，而急性肾炎也是部分慢性肾炎的起因。

肾炎的主要临床表现有血尿、蛋白尿、水肿、少尿、多尿、高血压、心力衰竭等，并常伴有电解质紊乱、贫血、低蛋白血症，甚至导致肾功能恶化。

肾炎的临床治疗主要分对症支持治疗和免疫抑制剂治疗，不同的治疗方式影响营养支持方案的制定。

1. 急性肾炎时的主要营养问题是什么？

急性肾炎临床表现：

一般认为急性肾炎是一种自限性疾病，即便不经特殊治疗，1～2月病情通常会自行好转，特别是在儿童其预后较成年人还要更好些。不同患者急性肾炎的病因多种多样，临床表现也不尽相同，可以有：

血尿、蛋白尿；

※ 少尿、水肿、腹腔积液；

※ 高血压；

※ 一过性的氮质血症。

急性肾炎的临床表现都与营养代谢相关，特别是症状严重、甚至发生急性肾衰竭的情况下，对营养代谢的影响就更为严重：

※ 水、电解质平衡紊乱：水肿、水钠潴留、高钾意味着体内积聚了过多的水分和电解质元素；

※ 贫血、血浆蛋白低：血浆中蛋白质等成分丢失增加和血液稀释都会造成贫血和低蛋白血症；

※ 氮质血症：肾小球滤过率下降、肾功能损伤导致蛋白质代谢产物积聚，肌酐、尿素氮升高。

2. 急性肾炎患者的饮食原则怎样？

急性肾炎的饮食治疗首先在于减轻肾脏负担，消除和减轻临床症状。饮食安排上应根据病人蛋白尿的测定和肾功能状况来确定，同时兼顾病人的水肿、高血压等情况综合考虑。

※ 急性起病时，肌酐、尿素氮升高：限制蛋白质

因为肾小球滤过率下降，会产生一过性氮质血症，为了减少食物中蛋白质在身体中代谢产物的积聚，减轻肾脏的负担，患者于发病初期应采用低蛋白膳食。限制蛋白质的饮食，减少动物性食物、豆类，能量以主食为主，蛋白质不超过 1 克/千克体重。如果有氮质产物滞留，如血浆尿素氮超过 60 毫克/分升时，应严格限制饮食中的蛋白质，按照每千克体重计算，应不超过 0.5 克，每日摄入量

在 30 ~ 40 克以内。在限制蛋白质总量的基础上尽可能增加优质蛋白质的比例，如牛奶、鸡蛋、瘦肉等。当经过一般治疗后，如病人尿量较多，每天在 1000 毫升以上，同时体重也随之减轻，则可逐渐增加蛋白质的摄入量，但每天每千克体重最好不超过 0.8 克，一直到病情稳定 2 ~ 3 个月，方可恢复正常摄入量。

※ 水肿、高血压：限制水分和钠盐

水肿和高血压症状严重的肾炎患者需要严格限制食盐的用量，一般要求饮食中不用盐，并且食谱中不应包含含有较高钠的食品，如酱菜、腐乳、咸蛋、罐头熟肉制品，海产品等，钠的摄入量可介于无盐和低钠的水平。

※ 持续少尿：限制食物中的钾

持续少尿的患者不仅要限制摄入的水分和钠盐，严格记录出入液量，使入量不超过出量，还要关注患者血钾的情况，为防止发生严重威胁生命的高钾血症，在少尿症状发生之初就要避免摄入含钾高的食物。

※ 给予充足的维生素

水溶性维生素在应激状态下能保护受损的组织，尤应增加维生素 C。维生素 C 有抗过敏性炎症的作用，每日摄入量最好在 300 毫克以上，故饮食中可多采用新鲜蔬菜和水果。但是含水溶性维生素丰富的食物往往含有较高的钾及丰富的水分，故在选择时应遵从限钾和限水的原则，此时可通过口服药物和静脉补充维生素代替食物来源。

※ 能量适当

因为患急性肾炎时需要卧床休息，所以每日热量摄入不必过高。成人每日平均约为 1600～2000 千卡。膳食成分中碳水化合物及脂肪应作为热量的主要来源。此两项约占总热量的90%以上。但脂肪含量不宜过高，避免影响消化能力，并应以植物性脂肪为主。

3. 不同情况下，急性肾炎患者的饮食应如何安排？

急性肾炎·重型 | （表4）：肉眼血尿、蛋白尿

全身水肿、

少尿、高钾

肌酐、尿素氮升高

恶心、腰痛等

表4　急性肾炎重型饮食安排表 |

时间	食　物　内　容	营　养　量
早	大米粥（大米25克），加糖（5克）	能量1800千卡
	红糖包（红糖25克，面粉50克）	碳水化合物能量占70%
午	粳米饭（大米100克）	蛋白质30～35克
	麻酱（5克）拌白菜（100克）	钾<1500毫克
	番茄（番茄酱5克）炒蛋（鸡蛋1个，油5克）	食盐用量为0，
晚	馒头（面粉100克）	钠<1000毫克
	炒菠菜粉丝（菠菜100克，粉丝50克，油5克）	
加餐	草莓50克	
	藕粉25克	

急性肾炎·重型Ⅱ（表5）：食欲不振，胃肠功能下降

急性肾炎·轻型（表6）：血尿、少量蛋白尿

晨起眼睑水肿

尿量不少

表5　急性肾炎·重型饮食安排Ⅱ

餐次	内容	食品	重量	蛋白质	热量（千卡）
早餐	白米粥	大米	25	2	86
	糖包	面粉	50	5	217
午餐	菠菜汤面甩蛋	面粉	100	5	425
		菠菜	100	2	27
		鸡蛋	35	5	60
加餐	苹果	苹果	150	1	87
晚餐	烂饭	白米	100	6	347
	素烧茄子	茄子	200	4	46
	糖拌西红柿	西红柿	200	2	30
全日用油			30		270
全日用糖			50		200
全日用盐			2		
合计				32	1684

表6 急性肾炎·轻型饮食安排

时间	食物内容	营养量
早	牛奶 250 毫升	能量 1800 千卡
	煮鸡蛋 1 个	蛋白质 50 ~ 60 克
	面包 50 克	钾 2000 毫克
午	米饭（大米 100 克）	食盐用量 2 ~ 3 克，钠 <2000 毫克
	肉片（猪肉 50 克）圆白菜（100 克）黄瓜（50 克，油 7 克）	
	凉拌西红柿（西红柿 100 克，白糖 5 克）	
晚	馒头（面粉 100 克）	
	冬瓜汆鸡丸（冬瓜 100 克，鸡肉 50 克）	
	清炒大白菜	
加餐	草莓 100 克	
	藕粉 25 克	

4. 急性肾炎服用利尿剂时饮食治疗应注意什么？

急性肾炎时常需应用利尿剂来增加尿量，清除身体里过多的水分和钠，减少细胞外体液的容量，以此来缓解水肿和高血压。各种利尿药的作用机理、利尿的效果各不相同，对营养代谢的影响也不一样：

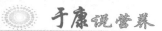

※ 强效排钾利尿药：呋塞米（速尿）、布美他尼（丁尿胺）、依他尼酸（利尿酸）等，利尿作用快而强，因为会导致尿中钠、钾、氯离子的排出增加，可能会引起低钠血症、低钾血症。

※ 中效排钾利尿剂：氢氯噻嗪（双氢克尿噻），利尿作用较强，增加肾小管排钾，可能会引起低钾血症。

※ 排钠保钾利尿剂：螺内酯、氨苯蝶啶，可抑制钠的重吸收，减少尿钾排泄，通常与氢氯噻嗪（双氢克尿噻）一同使用，单独使用时可能造成高钾血症。

※ 渗透性利尿药：甘露醇、高渗葡萄糖液，能增加细胞外液的容量，达到利尿的作用。

急性肾炎患者安排饮食的过程中需要服用不同的利尿剂来消退水肿或是控制血压，此时应随时关注钠、钾、氯等几种无机元素的血浓度，并调整食物中各种无机元素的供给量。

※值得特别注意的是，因为严重水肿的时候血浆电解质水平不能真实反映身体里该种元素的实际含量，在利尿前后，电解质血浆浓度的变化会很大，可能由很低急剧发展为很高，所以水肿的急性肾炎患者的饮食中各种无机元素的含量宜低不宜高，使用利尿剂后提高摄入量时也要结合临床情况谨慎行事。

5. 哪些天然食物具有利尿作用？

很多自然食物具有利尿作用，有些是通过所含果糖等小分子物质发挥渗透性利尿作用，有些是含有一些无机盐成分能促进尿液的形成，有些含有各种氨基酸能纠正低胶体渗透压所致的水肿，发挥利尿作用：

    ※ 西瓜、甜瓜 – 果糖；

    ※ 海带 – 甘露醇；

    ※ 赤豆 – 棕榈酸、花生酸、硬脂酸等；

    ※ 玉米须 – 有机酸、硝酸钾；

    ※ 鲤鱼 – 各种游离氨基酸；

    ※ 冬瓜、苡米、马齿苋等。

选择自然食物来利尿、缓解水肿比较温和、安全，肾炎患者不妨一试。

6. 什么是急性肾炎的白糖水果疗法？

白糖水果疗法：水果 500～1500 克，白糖 150～200 克，一同熬制成果子羹，分次服用，连服 3 日，除此之外禁食其他食物。

较重的急性肾炎病人，有少尿、高血压、肌酐/尿素氮升高的表现可以短期使用"白糖水果疗法"来配合临床治疗，不摄入水果和白糖之外的食物能有效减少膳食氮的摄入，减轻肾脏的负担，并具有很好的利尿效果，使水肿缓解。同时水果白糖疗法能提供较多的能量和维生素，这对于急性肾炎需要禁食的患者是非常有益的。

合并高血钾的患者应用白糖水果疗法的时候还可以变更为白糖疗法，如每日分次摄入 200 克白糖冲成的水，也是非常有益的。

需要说明的是这个白糖水果疗法不能长期应用，应适时过渡到低蛋白饮食。另外，白糖水果疗法可能会因为渗透压过高，引起患者肠胃不适，若真如此应该停用。糖尿病、需严格控制能量摄入的患者不可用此疗法。

🌿7. 得了慢性肾炎饮食上需要注意什么？

慢性肾小球肾炎常简称为慢性肾炎，这种疾病可由多种病因引起，既可能是急性肾炎迁延不愈所致，也可能继上呼吸道感染后发生，慢性肾炎的特点是起病缓慢，有些病人没有明显不适，有些病人出现水肿和高血压，比较一致的症状是反复出现血尿、蛋白尿等尿液成分的异常，但是这方面的症状很容易被忽视，故而许多患者来院就诊时就已经出现了肾功能不全。

慢性肾炎按照病程的进展可分为急性发作期和缓解期，分别有不同的饮食干预原则。

※ 慢性肾炎急性发作期

慢性肾炎急性发作的时候会出现肉眼血尿、水肿、高血压甚至尿毒症的表现，这种情况下需要按照急性肾炎的饮食原则给予相应的安排，如有水肿、少尿、高血压，应限制钠盐和水分；如有血肌酐/尿素氮升高，应适当限制蛋白质的摄入等等。饮食上应清淡少盐、能量适当、维生素丰富。生活上要注意避免劳累，需充分休息。

※ 慢性肾炎缓解期

慢性肾炎的缓解期可能持续很长的时间，此时病情相对稳定或是处于缓慢发展的状况，没有临床表现。在饮食上，处于缓解期时不需要特别调整饮食当中的营养素，可按正常人的平衡膳食要求进食，以维持正常的营养状况，见表7。

例：一例慢性肾炎的患者

表 7　慢性肾炎患者饮食安排举例

患者基本状况	男性患者，37 岁，从事轻体力劳动（公司职员）	
主诉	慢性肾炎病史 10 年	
目前状况	一般情况好，没有水肿，血压正常，当前尿常规检查无异常表现	
营养状况	身高 170 厘米，体重 80 千克	
	体质指数（BMI）为 28，体型稍胖	
每日营养需要	能量	1600 千卡，即（170 - 105）×25 千卡
	蛋白质	60 ~ 70 克
	脂肪	50 克
	食盐	3 ~ 5 克
每日食物内容	主食	250 克
	肉类	100 克（含水产品）
	蛋类	50 克
	牛奶	250 ~ 500 毫升
	大豆制品	100 ~ 200 克
	油脂	30 克
	坚果	<25 克
	蔬菜	500 克
	水果	200 克

第五章　糖尿病肾病的饮食问题

1. 糖尿病肾病的早期表现是什么？

长期的高血糖会广泛地损伤全身神经、微血管和大血管，糖尿病肾病是微血管损伤所致。2型糖尿病患者，即非胰岛素依赖性的糖尿病患者，当病程达10～20年时，患者往往会发生糖尿病肾病，糖尿病肾病在临床上分为五期（表8）：

表8　糖尿病肾病分期及临床表现

临床分期	肾脏损害	临床表现
第一期	肾小球高滤过	肾脏增大 尿液检查：尿糖升高为主
第二期 （静息期）	肾小球结构损伤 肾小球滤过率恢复正常	尿液检查：尿糖、尿白蛋白升高
第三期 （临床早期）	肾小球损伤 肾小球滤过率正常 血压升高	尿液检查：微量白蛋白尿（20～200微克/分钟），尿糖升高 肾功能检查：血肌酐/尿素氮正常，血糖高
第四期 （临床期）	肾小球滤过率下降 高血压	尿液检查：尿蛋白持续升高，超过300毫克/24小时，或200微克/分钟
第五期 （终末期）	肾小球滤过率下降. 肾功能衰竭	尿液检查：尿蛋白高 肾功能检查：血肌酐/尿素氮升高，血糖高

从糖尿病肾病的临床分期中不难看出，糖尿病肾病的早期诊断有赖于及时发现尿中微量白蛋白。

2. 肾性糖尿、尿糖升高与糖尿病肾病的区别是什么？

肾脏在形成尿液的过程中，会将血液中的各种成分渗透到原尿中，原尿流经肾小管时，有用的成分（包括葡萄糖）会被肾小管重吸收，而当血糖异常升高时，渗透到原尿中的葡萄糖过多，超过了肾小管重吸收的能力，就会产生高血糖性的糖尿。

有些患者血糖是正常的，但由于肾小管病变导致对原尿中葡萄糖重吸收能力降低，出现尿糖增高，这种情况医学上称为肾性糖尿，可以见于慢性肾小球肾炎、肾病综合征、间质性肾炎和家族性糖尿，与糖尿病肾病是两回事。

尿糖升高见于多种情况：

※ 甲状腺功能亢进、生长激素异常、应用糖皮质激素后继发的库欣综合征等引发高血糖性的糖尿。

※ 摄入或输入大量葡萄糖出现饮食性的糖尿。

※ 妊娠时因为肾小球滤过增加而肾小管重吸收能力下降而出现妊娠性糖尿。

※ 应用某些药物引起血糖升高后的药物性糖尿。

由此可知，糖尿病肾病、肾性糖尿与尿糖升高是不同的概念，这三者可不要搞混呀！

3. 肾病患者出现高血糖是怎么回事？

有些原本没有糖尿病的肾病患者在某些情况下也会发生高血糖，这到底是怎么一回事呢？要紧不要紧？需要不需要像糖尿病患者那样进行饮食治疗呢？

慢性肾病患者容易发生代谢性酸中毒，血中酸度增加会抑制胰岛素分泌，抑制胰岛素与骨骼肌的胰岛素受体结合，引起胰岛素抵抗和糖耐量异常；慢性肾病的患者还容易发生甲状旁腺亢进，使得胰岛素分泌减少。所以慢性肾病容易造成继发性的糖耐量异常，甚至糖尿病。

不仅如此，很多时候为控制病情，肾病患者要长期服用糖皮质激素，这种固醇类激素（如泼尼松、甲泼尼龙等）的应用能影响胰岛素的正常作用，影响机体对血糖的调节，导致继发性的高血糖。

肾病之外又发生高血糖的状况可谓雪上加霜，至少预示着病情的演进、体内代谢状况的进一步紊乱，应该引起注意。日常饮食起居上需要做到：

※ 保持总能量的摄入适当；

※ 减少甜食、高脂肪食物食用量；

※ 在病情允许的情况下适当增加体力活动，保持正常的身材。

4. 为什么要强调糖尿病肾病的早期饮食干预？

对付糖尿病肾病强调早期检查、早期诊断，因为早期治疗可以提高疗效，到了晚期糖尿病肾病治疗起来效果很差，会逐渐出现肾病综合征的表现，最终进展为肾功能不全。

　　饮食干预是糖尿病治疗的根本，很多病人发现自己患有糖尿病之后重视程度不够，常常连起码的药物治疗都不能坚持，繁琐而难耐的日常饮食控制就更是做不到，长此以往不仅错失了控制糖尿病进展的机会，也逐渐丧失了与疾病做斗争的精神力量，他们常常懒得定期去看医生、接受监测和检查，这样就没有可能及早发现肾脏的损害了。而早期糖尿病肾病期是糖尿病肾病的关键时期，也是目前临床上发现糖尿病肾病的最早期，如在此期不采取措施任其发展，有90%的患者会发展为临床肾病，不此期的肾脏病变尚处于可逆阶段，因此除了积极控制血糖和有效降低血压外，及早进行饮食治疗是至关重要的。

营养师和内分泌医生对此郑重建议

　　若你已确诊患有糖尿病须定期随诊检查：

　　❋ 血糖控制不理想者，每月随诊一次，检查空腹和餐后血糖；

　　❋ 每隔3个月检查糖化血红蛋白；

　　❋ 病程达10年以上者，每隔6个月检查8小时尿微量白蛋白；

　　❋ 刚确诊时、其后每隔3~6个月或病情波动时看营养医生，寻求饮食处方。

5. 糖尿病肾病怎么进行饮食控制？

糖尿病肾病早期（微量白蛋白尿阶段）饮食控制的要点分三个方面：

其一，高血糖的控制：

※ 摄入适量的膳食总能量。

※ 糖尿病人的热能需要量决定于四种因素，即身高、体形、劳动强度和年龄段。

具体见表9：

表9　成人糖尿病每日热能供给量（千卡/千克标准体重）

体形/劳动强度	卧床	轻体力	中体力	重体力
消瘦	20～25	35	40	40～45
正常	15～20	30	35	40
肥胖	15	20～25	30	35

注：1. 标准体重（千克）＝身高（厘米）－105；

2. 体形正常指体重在标准体重±10%范围内；

体形消瘦指体重小于标准值的90%；

肥胖指体重大于标准值的110%；

3. 年龄超过50岁者，每增加10岁总能量酌减10%左右。

※ 不吃甜食、高糖水果。

※ 餐次安排合理、保持适量的体力活动。

其二，血压控制：

※ 控制饮食中的钠盐。

※ 减少食物脂肪，防止动脉硬化。

其三，适量限制蛋白质，使每天食物蛋白质摄入量要略低于健康人：

※ 不吃大鱼大肉，食物以清淡素食为主。

※ 不吃坚果果仁。

※ 高蛋白食物定量摄取，做到心中有数。

糖尿病肾病中晚期，有大量蛋白尿和明显的肾功能损害以后：

※ 严格限制食物蛋白质，按低蛋白饮食摄入。

※ 保证摄入足够而适当的能量。

※ 控制食盐。

※ 控制食物中胆固醇的含量不超过 500 毫克/天。

6. 糖尿病肾病的病情控制标准是什么？

当被诊断为糖尿病肾病后，定期去医院接受检查，每次医生都会开出一系列化验单，拿到这些结果后，患者一定非常关心，希望知道这一阶段的治疗效果如何，病情有没有得到有效的控制。为此患者需要了解糖尿病肾病相关化验指标的控制标准，这些化验指标包括血糖、血脂、血尿酸、血肌酐/尿素氮、血钙/磷等，总结如下（〔〕内为新制单位数值）：

※ 血糖：其高限应略低于糖尿病控制水平，更为严格，即空腹血糖（FBG）< 126mg/dl〔< 7.0mmol/L〕，餐后 2 小时血糖

（2^hPBG）＜180mg/dl［＜10mmol/L］；

※ 糖化血红蛋白（HbA_1C）：＜7.5%；

※ 血肌酐（SCr）：＜1.5mg/dl［＜133μmol/］；

※ 血尿素氮（BUN）：＜20mg/dl［＜7.1mmol/L］；

※ 血脂：其高限应略低于健康人正常值的高限，更为严格。具体为——甘油三酯＜140mg/dl（正常值高限为150mg/dl），胆固醇＜200mg/dl（正常值高限为220mg/dl）；

※ 血尿酸（UA）：＜7.5mg/dl［＜446mmol/L］；

※ 血钙（Ca）：9～11mg/dl［2.1～2.6mmol/L］；

※ 血磷（P）：3～5mg/dl［0.8～1.4mmol/L］。

除了以上化验指标外，良好地控制血压也是糖尿病肾病治疗的关键，为避免高血压对肾脏的进一步损害，糖尿病肾病血压的控制标准比正常人要严格，收缩压上限为130mmHg（正常人为140～160mmHg），舒张压上限为80mmHg（正常人为90～95mmHg）。

第六章 痛风（高尿酸血症）和尿酸性肾病的饮食治疗

🌾 1. 尿酸性肾病是怎么回事？

尿酸是细胞遗传物质之一——嘌呤代谢生成的，正常人血液中含有一定量的尿酸，血液中的尿酸像其他代谢废物一样随血流进入肾脏，渗透到尿液中排出体外，但是尿酸盐在血中浓度过高，呈过饱和状态时会沉积于肾脏，形成尿酸结晶，久而久之引起尿酸性肾病。尿酸性肾病又叫痛风性肾病，痛风是一种古老的疾病，有遗传倾向，在目前医学上仍无法治愈，如果不对痛风患者食物中摄入的嘌呤量加以控制，痛风会经常发作，只能通过长期坚持正确的饮食和药物治疗来消除或减轻急性期的难忍疼痛、减少尿酸合成、增加尿酸排泄而达到治疗目的。

痛风的临床治疗主要根据症状和并发症发生情况选择不同的药物，对于某些严重的局部病变甚至需要进行手术治疗。常用的抗痛风药物有秋水仙碱、非甾体抗炎药、激素类药、促进尿酸排泄的药（水杨酸、保泰松、碱性药）、抑制尿酸合成的药物（别嘌呤醇）等几类。其中秋水仙碱是最古老的治疗痛风性关节炎的药物，为人类使用的历史已超过千年，迄今仍不失光彩。

尿酸结晶引起尿酸性肾病：由尿酸结晶体引起的尿酸性肾病表现为腰痛、轻微蛋白尿，夜尿增多，水肿或血压升高，一般起病隐匮，有时如发生肾小管和间质中大量尿酸结晶沉积，肾小管腔被尿酸结晶堵塞，可能会发生少尿，甚至会导致急性肾衰竭，起病急骤，危害大。

尿酸结石引起肾病：尿液中尿酸排出过多，可令尿酸结石形成，因为原发性高尿酸血症发生尿酸结石的机会比正常人高得多，结石梗阻尿路可引起肾绞痛和肉眼血尿，结石梗阻还容易引起继发的尿路感染、肾盂肾炎，如果严重到发生肾积水，则会压迫肾实质造成肾功能的恶化。

尿酸性肾病的肾外表现：高尿酸血症也常常导致尿酸沉积于除肾脏之外的其他组织，如关节腔，很多病人是先有肾外表现，易于夜间发生大足趾与脚掌相连的关节局部红肿热痛，活动受限，并伴有高热和红细胞沉降率增快。

2. 尿酸性肾病的饮食原则是什么？

在发现高尿酸血症之时就应从日常饮食方面找找原因了，而得了尿酸性肾病之后更该尽早进行营养干预。高尿酸血症和尿酸性肾病的饮食治疗目的在于控制食物中的嘌呤含量，把尿酸生成量降低，同时纠正营养状况和饮食习惯，从源头上戒除高尿酸血症的易患因素。

（1）控制食物中的嘌呤：嘌呤是血尿酸的来源，嘌呤可以是由机体细胞的遗传物质内源性分解而来，也可以来自于外源性，即由食物当中摄入。食物中的嘌呤不是游离存在的，它在核酸中与蛋白质结合成核蛋白，不论是核酸还是核蛋白在肠道都不能直接吸收，

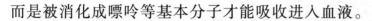

而是被消化成嘌呤等基本分子才能吸收进入血液。

一种食物中嘌呤的含量往往与它所含细胞核的数量有关，像动物内脏、鱼籽、干豆类食物就含有很多嘌呤；而鸡蛋只含有单个核结构，故嘌呤含量很低；牛奶不含细胞核结构，基本不含嘌呤。肉汤中虽然没有什么细胞结构，但是含有很多游离的核酸和嘌呤分子。

对于痛风、痛风性肾病的患者而言，食物中嘌呤含量限制在什么范围合适呢？如果有关节症状的急性发作，则每日不得超过150毫克，不宜选用每百克含嘌呤超过50毫克的食物；缓解期可适当放宽限制，少量选用每百克含嘌呤在150毫克以下的食物。痛风患者不宜选用嘌呤含量超过150毫克/百克的食物。

客观地讲，限制食物中嘌呤含量，大约可以令血尿酸浓度减低0.5～1.0毫克/分升，故此饮食治疗不能替代药物，当血尿酸过高时，还应及时按医嘱服药。

（2）降低膳食能量，保持正常体重：营养过剩是痛风最重要的发病因素之一，大多数痛风患者都有高热量、高蛋白、高脂肪的饮食习惯。痛风是现代时髦病——代谢综合征的7种表现之一。肥胖、糖尿病、脑力劳动者、男性、经常暴饮暴食嗜酒者都容易患痛风。如果是痛风性肾病的患者同时肥胖更要坚持饮食能量负平衡，使体重适当减轻。一般的能量计算可以参照糖尿病的计算方法，也可以按照25千卡/千克体重估计。但是应该特别注意，通过维持能量负平衡来减肥时一定不要过猛，如果出现饥饿性酮症，血中的酮体竞争性地抑制尿酸的排泄，会加重高尿酸血症，甚至引起痛风的急性发作。

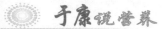
（3）维持较低的蛋白质摄入：痛风性肾病宜按照每日 0.8 克／千克体重供给蛋白质，全日蛋白质总摄入量约为 50～60 克，以不含或少含核蛋白的奶类、蛋类等（其嘌呤含量极低）为主要的蛋白质来源。

（4）注意补充维生素，特别是 B 族维生素和维生素 C。

（5）忌饮酒。咖啡、茶可以适当饮用。

（6）减少食盐的摄入。

（7）忌暴饮暴食，忌过度疲劳，忌辛辣。

3. 为什么尿酸性肾病的患者应该多喝水？

高尿酸血症一方面是尿酸摄入过多引起，一方面是由于尿酸排出不畅。为了减少尿酸在肾脏的沉积应该多饮水，令尿液稀释，每日入液量保持 2000～3000 毫升，大约相当于 10～15 杯水，而排尿量最好能达到每日 2000 毫升，这有利于尿酸从肾脏随尿排出，同时减少其对肾脏的损害。为了防止夜尿浓缩，可在睡前和半夜饮水。

4. 尿酸性肾病的患者为使尿液保持碱性就该吃素食吗？

高尿酸血症、尿酸性肾病的患者要多选择以素食为主的碱性食物，因为碱性食物可使体内碱性增加，尿 pH 升高，促进尿液中尿酸溶解，使尿酸更容易排出。蔬菜中的油菜、白菜、胡萝卜与瓜类等黄绿色富含元素钾的品种还具有抑制尿酸沉淀的作用。碱性食物主要指蔬菜、海藻、紫菜、水果等（表10）。

但是，尿液的碱度也并非越大越好，应有一定的限度，因为在碱性环境下钙很容易与尿酸形成结石，增加了尿路结石的危险。所以单纯素食不论从饮食营养的角度看，还是从治病防病的角度看对尿酸性肾病患者都是不合适的。我们还是提倡患者摄入酸碱平衡、适度偏碱能量适当的均衡饮食。

表 10　食物的酸碱性列表

分类	成酸性食物	成碱性食物	中性食物
淀粉类	谷类	藕　土豆	糖　淀粉
蛋白质类	肉类　鱼类　家禽 乳酪　蛋类	干豆类　鲜豆类　奶	
油脂类	坚果类花生　核桃	坚果类　杏仁　栗子　椰子	油脂
果菜副食	梅　红莓、李	水果类（除红莓　梅　李）葡萄 干类　蔬菜　鲜蘑菇	饮料　咖啡 茶

5. 怎样评价尿酸性肾病饮食治疗的效果？

尿酸性肾病的饮食治疗是否有效，可以从以下方面来评价：

※尿液 pH 值 6.5 ~ 7.5，呈弱碱性，

　　酮体阴性，

尿蛋白阴性，

尿量＞2000毫升/天；

※ 血液尿酸 男性4～8mg/dl，238～476μmol/L，

女性3～7mg/dl，178～416μmol/L，

肌酐0.6～1.5mg/dl，53～133μmol/L，

尿素氮3～20mg/dl，1.1～7.1μmol/L；

※ 体重逐渐降低，维持在正常水平；

※ 血脂、血压、血糖均在正常水平。

第七章　泌尿系感染与结石的营养问题

1. 为什么有的患者非常容易反复发生泌尿系感染?

尿路感染是指尿路中有大量微生物繁殖而引起的尿路炎症,按照牵涉的部位分为上尿路感染——肾盂肾炎;下尿路感染——膀胱炎、尿道炎。尿路感染很常见,特别是在成年女性。

当身体状态不佳,局部或全身免疫力下降时就容易发生尿路感染,如女性月经期、糖尿病人。

前列腺肥大的老年人。

存在尿路梗阻因素,如结石、解剖结构异常等。

首发尿路感染后治疗不彻底也是复发的因素。

2. 为什么说尿路结石的性质与患者的饮食习惯有关?

人体尿液的主要成分是晶体、基质和水,三种物质浓度失衡会导致尿中晶体沉淀而形成结石。结石根据所含晶体的成分可分成草酸钙、磷酸钙、尿酸盐及胱氨酸结石等。肾结石的病因非常复杂,饮食、饮水、尿路感染、代谢疾患、生活方式、职业、年龄、性别都与结石的形成和发病有关。结石成分不仅与个体差异有关,不同地区的结石种类也往往有聚集性,如上海、贵州等地结石的主要成分为草酸钙和磷酸钙，而江西有很多是尿酸盐结石。而不同性质尿路结石的形成，与患者饮食习惯有关，如草酸盐结石与食物中草酸含量、氟化物含量高有关，完全素食的人尿液呈碱性容易发生磷酸盐结石，而尿酸盐结石则可能是因为食物嘌呤量过高、尿酸排出过多引起的。

3. 针对不同性质的尿路结石饮食上都该怎么安排？

在进行饮食治疗之前，应该首先明确患者尿路结石的成分，因为不同的结石处理起来很不一样，否则就会不对症，甚至南辕北辙。

草酸钙、磷酸钙结石

草酸钙结石在中国泌尿系结石病患者中占有绝对多数，所以很多关于尿路结石防治的方法都是针对草酸钙结石来的，比如：

※ 限制食物钙摄入——每天钙摄入不超过400毫克，仅相当于正常膳食推荐量的40%~50%。含钙高的食物，如牛奶、豆腐、海产品等不能摄取，并忌夜间饮奶，因为奶含高钙、高蛋白，会增加夜尿中钙的含量，增加结石形成的危险。

※ 限制高草酸食物——荸荠、苋菜、菠菜、青蒜、洋葱、茭白、笋类等含草酸高。维生素C代谢之后也能产生草酸盐，也不能摄入过多。

※ 限制素食、适当进食成酸性食品以保持尿液的酸度——如前所述，素食如大部分的蔬菜、水果，以及牛奶都是成碱性食物，能增加尿液的碱性，而草酸钙盐在碱性的尿液中更容易沉淀下来，故

应适当摄入成酸性食物，尽可能使患者的尿液保持酸度，肉类、谷类、蛋类、乳酪等都是成酸性食物。但是应该指出的是，这些含蛋白质较丰富的成酸性食物会增加尿钙的排出量，而尿钙是结石形成的促进因素，所以应该限制食物蛋白质的摄入量，因此需要适当。成酸性食物中有几样素食值得推荐给草酸钙结石的患者，那就是红莓、梅、李、葡萄干和谷类。

尿酸盐结石

尿酸盐结石与草酸盐结石的饮食治疗很不相同，因为尿酸呈酸性，在碱化尿液中易溶解不易沉淀，所以保持尿液的碱性才能有效地防止尿酸盐结石的发生，饮食上就要注意摄入那些成碱性的食物，而同时还应减少食物中嘌呤的含量，这一点在前面尿酸性肾病章已做介绍，不再赘述。

通用原则

除了上面所讲到的不同性质尿路结石饮食治疗的区别以外，还有一些共同的原则应在饮食中加以注意：

（1）大量饮水，可以增加结石排出，减少沉积，应保持每日饮水量达到2000毫升以上，在夜间饮水能减少夜尿浓缩形成结石的机会。

（2）不用硬水烹调食物，少吃高氟食物，硬水中含有较多的氟，氟与钙形成结石核成为尿路结石的始动因子，煮沸后可以使硬水软化，有效去氟。产自高氟区的蔬菜和瓜果、茶叶、海产品等含有较高的氟，要尽量避免过多摄入。

（3）摄入足够的维生素A和维生素B族，维生素A能保护泌尿道粘膜上皮，减少脱屑和形成晶核的机会，从而阻止结石生成。

（4）有绞痛发作、泌尿系感染、梗阻少尿、接受手术治疗时，饮食上应该配合病情和治疗手段进行调整，如绞痛发作并感染时应进流食、或是清淡半流食，而有梗阻少尿时应限制入量，以免加重肾盂积水，直至梗阻因素解除。接受手术取石治疗时，饮食上应做好围手术期的配合，而术后为防止复发仍应按照相应的结石控制方法来进食。那些接受了冲击波碎石治疗的患者术后 1～3 个月的时间都是处于排石期，此期内尿路中会不断有小砂粒随尿液排出，所以要求患者特别注意多饮水、饮食当中适当增加猪肝、粗粮、绿叶蔬菜、胡萝卜等的摄入。

第八章　与免疫相关肾病常见的营养问题

1. 系统性红斑狼疮引起的肾脏损害严重吗?

系统性红斑狼疮是免疫介导的疾病,而肾脏是其主要累及的器官,循环免疫复合物沉积于肾小球内可引起肾小球损伤。系统性红斑狼疮随病程进展绝大多数会发生肾脏损害,有些出现较早,有资料显示24%的系统性红斑狼疮患者刚刚起病时就有肾脏症状,如蛋白尿、血尿、白细胞尿、管型尿,后期更会出现高血压、肾衰竭。

系统性红斑狼疮性肾病的病情轻重不一,轻型的患者可无明显症状,也可有轻度的下肢水肿,少量的尿蛋白和镜下血尿,而肾功能是正常的。但是有些"狼疮肾"病情要凶险得多,表现为大量蛋白尿、高度水肿、低蛋白血症、高血压甚至急性肾功能不全,此种病人非常有可能发生肾功能急剧恶化;严重的高血容量、顽固性心力衰竭,直接威胁生命,常常需要紧急血液透析、腹膜透析等血液净化疗法来度过危险期。

系统性红斑狼疮性肾病主要的治疗药物是肾上腺皮质激素,它能抑制免疫复合物形成,减少炎症介质的产生,减轻组织的损伤,应用肾上腺皮质激素后多数狼疮肾患者的症状会缓解,但是它同时是一种副作用显著的药物,对营养素代谢的影响也非常严重。

系统性红斑狼疮性肾病很容易复发,所以有人把它称为终身性疾病，应该引起注意。

2. "狼疮肾"的不同阶段怎么进行饮食治疗？

系统性红斑狼疮性肾病发展的不同阶段应遵循不同的饮食治疗原则。

（1）轻型，使用肾上腺皮质激素：饮食原则与常人相近，能量适当的均衡饮食就可以满足此阶段的营养需要了，但是应该适当限制钠盐和水，多食蔬菜和水果，保证充足的维生素、矿物质和膳食纤维是非常有益的；钙、磷、维生素D有助于预防骨质疏松。

（2）肾病综合征型，大量蛋白尿、水肿、高血压：饮食上参照肾病综合征的要求，即限制食盐和水，给予正常偏低的蛋白质比高蛋白饮食将更安全，控制食物中含蛋白质高的食物，忌食粗粮和杂豆，但是热量要充足，这将很好的保护肾脏，减轻分解代谢。

（3）急性肾衰竭型，肾性水肿、高血压、蛋白尿：饮食上要严格限制含钠的食物、限制水；蛋白质不能超过0.8克/千克体重（这是一个准低蛋白饮食的限量标准）；可以适当采用输注肾用氨基酸或口服"开同"（需要医生处方）的方法补充氮质，维持正氮平衡。

（4）缓解期：处于缓解期时患者通常要服用维持量的肾上腺皮质激素，补充钙质、水溶性维生素，适当限制能量（体重正常者可按照25~30千卡/千克体重提供）和脂肪。保持正常体重是防止高血压、继发性糖尿病、高脂血症、肥胖的重要措施。此外，还应避免劳累、情绪波动和感染，定期做肾功能和尿常规检查，并及时调整治疗方案，千万不要擅自停药。

3. 为什么要警惕过敏性紫癜后肾炎？

过敏性紫癜也可算是一种免疫介导性疾病，一般是以皮疹为主要表现的。典型的皮疹发生在四肢远端、臀部和下腹部，对称性分布，部分患者出现关节肿痛、腹痛和黑便，说明过敏性斑块累及到消化道粘膜和关节腔。过敏性紫癜还可以影响到肾脏，紫癜后的肾脏损害往往发生在典型的皮肤表现之后4周内，一般表现为镜下血尿或间断肉眼血尿，严重者也可表现为蛋白尿、肾病综合征甚至急进性肾炎。过敏性紫癜后肾炎是儿童肾脏病变的主要原因之一，威胁着儿童的健康。

4. "紫癜肾"的饮食治疗有什么要点？

过敏性紫癜后肾炎的患者在饮食方面需要留意以下方面：

降低膳食纤维的含量，不要吃那些粗硬多渣的食物，这是因为过敏性紫癜常常侵害肠道粘膜，容易发生肠道粘膜出血的情况，如果食物粗硬含有很多难以消化吸收的膳食纤维会增加消化道出血的危险性，膳食纤维含量丰富的食物有粗粮、整谷、笋、茭白、芹菜、萝卜、魔芋、枣等。可以食用的食物有冬瓜、白菜叶、生菜、去皮的茄子、西葫芦、肉类、鸡蛋等。

提高膳食当中总能量，补充过敏反应的消耗。出皮疹是炎症反应，要消耗大量的营养物质，故患者需要高能量的均衡膳食来补充所需，一般可按照30～35千卡/千克体重给予，儿童则应参照同年龄的正常值，甚至可以更高些。

限钠，限钾，适当控制水分。过敏性紫癜性肾炎常常有水肿、少尿，适当限制水分和无机盐能缓解水肿的情况，防止发生高血压和心功能损害。

肾功能异常时限制蛋白质。血肌酐、尿素氮升高表明肾小球滤过功能异常，此时及早限制食物蛋白质的摄入量对预后有益，具体可参照后面章节关于低蛋白饮食的论述。

5. 什么是 IgA 肾病？IgA 肾病的饮食上有何讲究？

IgA 肾病只是多种原发性免疫复合物沉积性肾病中的一种，约占四分之一，它以肾小球基质中广泛的免疫球蛋白——IgA 沉积为其特征。这种 IgA 沉积与上呼吸道感染关系密切，因为很多患者在发病的同时都有上呼吸道感染的症状。IgA 肾病可以表现为肉眼血尿合并高血压，也可能为大量蛋白尿、肾病综合征。如果发生小的血块在尿路梗阻，还可能出现腰腹剧痛等类似结石的症状。

IgA 肾病的营养治疗主要是对症支持，可参考急性肾炎和肾病综合征章节。有人认为 IgA 肾病的患者还应在饮食当中注意规避过敏原，因为确实在一些患者肾脏沉积的 IgA 颗粒上检出多种食物抗原阳性。或许禁食那些容易引发过敏的食物（如韭菜、牛奶、海产品、谷类的胚芽等）对 IgA 肾病的患者能起到保护肾脏、减少复发的作用也未可知。

积极治疗上呼吸道感染能避免发生 IgA 肾病，如果上呼吸道感染反复发生可考虑摘除扁桃体。

6. 各种免疫性肾病服用糖皮质激素时怎样避免体型改变？

　　糖皮质激素能够调节机体糖、脂肪、蛋白质代谢。糖皮质激素在体内的作用分为合成和分解两种倾向，在肝内，它产生合成效应，而在肝外，它产生分解效应限制骨骼肌和脂肪组织摄取和利用葡萄糖，这些组织因为缺少葡萄糖，而发生水解，从中释放出氨基酸和游离脂肪酸，经血液流入肝脏，成为肝脏糖原异生的底物，促进了肝内的合成代谢。

　　胰岛素是一个非常重要的合成激素，长期使用糖皮质激素会促进胰岛素释放过多。胰岛素的作用是使脂肪合成增加。此时，胰岛素的促脂肪合成作用与糖皮质激素对骨骼肌的解脂作用共同影响的结果是向心性肥胖、水牛背，即脂肪重新选择性的分布——面部、颈部和躯干部的皮下脂肪增加，因为这些部位对胰岛素的合成作用有较高的敏感性；而四肢部位的皮下脂肪相对减少，是因为这些部分有丰富的交感神经系统，受糖皮质激素的作用影响更强。

　　既然应用糖皮质激素会引起脂肪的重新分布而产生体型的改变、食欲亢进、体重增加，进行适当的饮食干预就显得非常重要。

　　控制总能量：此时特别应该控制总能量的摄入，不能随心所欲地进食。先来计算一下正常体重下所需能量，然后按照糖尿病食物交换份方法折合成各种食物量。

　　※ 控制脂肪：注意不要摄入过多的脂肪，避免应用糖皮质激素后血脂异常。

※ 提高蛋白质：适当提高蛋白质食物的摄入，这样才能有效地预防蛋白质分解代谢增加、负氮平衡。

※ 限制糖类、甜食：糖皮质激素应用的一个严重副作用就是继发性糖尿病，这是由于胰岛素分泌耗竭和胰岛素抵抗引起的，故饮食中及早限制含单糖（如葡萄糖、果糖）、双糖（如蔗糖、麦芽糖、乳糖）等的甜味食品，以及含复合碳水化合物的谷类、根茎类食物是非常必要的。同时限制此类高能量食物也有助于控制体型的改变。

※ 清淡、少盐：糖皮质激素或多或少有一些盐皮质激素的作用，能保水保钠，故应限制食物中水和盐。

※ 增加食物中的维生素和钙：糖皮质激素的应用会引起骨钙流失、骨质疏松，应增加钙、磷、维生素 D 的摄入，而能量代谢旺盛时对多种 B 族维生素的消耗量也是很可观的，所以还应注意增加水溶性维生素的摄入。

以上这些条条框框落实到长期应用糖皮质激素的患者日常饮食上可以概括为简单的十六字"节制食欲，均衡合理，有荤有素，清淡少盐"。

第九章 急性肾衰竭的营养问题和对策

1. 急性肾衰竭是怎么回事？病情严重吗？

急性肾衰竭是一种严重的急性临床状况，它指各种病因引起的双侧肾功能急性减退，从而导致氮质潴留；水、电解质代谢紊乱及酸碱失衡的一种综合征。用通俗的话讲，急性肾衰竭就是肾脏功能（可以包括肾小球和肾小管等各部分）突然丧失了，引起身体水分、盐分、代谢产物由于肾脏排泄障碍而积存。随着病程的进展，急性肾衰竭通常经历少尿期、多尿期和恢复期等三个阶段。

如果在病情进展过程中没有采取合适的营养支持手段，就会加重已有的代谢紊乱，营养治疗的目的是减轻患者蛋白质分解程度，改善负氮平衡，纠正伴随的水盐代谢紊乱。急性肾衰竭的营养治疗有一个特点，就是在病情进展的三个不同时期营养治疗原则很不一致，对症支持是非常重要的。

急性肾衰竭很严重，不过并非不治，因为现在的各种支持手段是非常完善的，与医护人员（包括营养医生）积极配合就能很好地度过这个难关。

2. 急性肾衰少尿期时水分和无机盐要控制吗？如何控制？

在急性肾衰竭病情危急的阶段，每天的尿量可能会发生少尿（每天尿量少于400毫升），甚至无尿（每天尿量少于100毫升），这种情况可以持续三、五天，也可能会持续几个星期，称为少尿期，此时机体的水、电解质、酸碱平衡紊乱，氮质代谢产物潴留严重。

急性肾衰竭少尿期应严格限制水的入量，使其不超过头一日的出量。

出量的计算包括尿量、粪便中水分、呕吐物量和不显性失水，需再排除体内代谢产生水分（约300毫升）。综合上述各项因素，通常按照前日尿量加500毫升来确定当日入量，一般而言少尿期的水入量约为1000毫升，包括食物、饮水和输液量。

因为少尿期水分潴留，血钠、钾水平升高，加重患者水肿的情况，故营养支持需严格限钾、限钠。通常给予无盐（每日钠<1000毫克）、甚至低钠（每日钠<500毫克）饮食，并需选择含钾低的食物，而回避含钾高的食物。

3. 急性肾衰少尿期时需要控制摄入的能量吗？具体怎么计算？

因为增加急性肾衰患者能量摄入有可能导致高碳酸血症，加重已有的代谢紊乱，所以在确定能量摄入量时应遵循适量原则，不宜过高。

每日的能量所需可按照 30 ~ 45 千卡∕（千克·天）估算。

　　估计急性肾衰患者能量摄入也可先行计算患者的基础能量消耗（BasalEnergyExpenditure，BEE）（使用 Harris-Benedict 公式时需乘以 0.85 ~ 0.9 进行校正）：

基础能量消耗 Harris – Benedict 公式：

基础能量消耗 BEE（男性）

　　　$= 66.47 + 13.75W（kg）+ 5.0033H（cm）- 6.755A$

基础能量消耗 BEE（女性）

　　　$= 655.1 + 9.563W（kg）+ 1.85H（cm）- 4.676A$

W – 体重

H – 身高

A – 年龄

　　在基础能量消耗的基础上，乘以应激影响因子，主要有严重感染、创伤（1.1 ~ 1.3），烧伤（1.2 ~ 2.0），手术应激（1.1 ~ 1.3）等。

　　少尿期受入量所限，食物容积不能过大，这往往不足以提供所需的热量，故需增加单位容积能量负荷，提高能量摄入，比如适当提高脂肪的摄入量，用脂肪替代蛋白质和碳水化合物作为能量来源，因为每克脂肪含有的热量相当于蛋白质和碳水化合物的 2.25 倍，能量密度很高。

4. 急性肾衰少尿期时食物的蛋白质如何控制？

少尿期是氮质潴留极端严重的时期，通常要严格限制食物蛋白质的摄入 <0.6 克/（千克·天），这对于采用非透析治疗的少尿期急性肾衰患者尤为重要。

不过在确定进行低蛋白饮食治疗之前还应判断一下患者的蛋白质分解程度，因为表现为高分解代谢的患者不适合低蛋白的营养支持，而应给予高蛋白营养支持来纠正负氮平衡，同时采用替代性的透析治疗来纠正肾功能丧失下氮质潴留的情况。

尿素氮生成率（Urea Nitrogen Appearance，UNA）是判断患者蛋白质分解程度的指标。

尿素氮生成率（UNA）= 尿素氮排出量 + 体内尿素氮变化量

尿素氮排出量 = 尿尿素氮 + 透析液尿素氮

体内尿素氮变化量 =（SUNf – SUNi）× Wi × 0.6 +（Wf – Wi）× SUNf × 1.0

SUNi	观察开始时的血清尿素氮浓度
SUNf	观察结束时的血清尿素氮浓度
Wi	观察开始时的体重
Wf	观察结束时的体重
0.6	体内水量 L/kg
1.0	增加或减少体重中尿素分布容积 L/kg

当 UNA > 5.0 克/天时，可认为患者处于高分解代谢状态，蛋白质的摄入量应达到 1.0 克/（千克·天），甚至更高，通常此种患者需要进行血液透析治疗方能缓解病情。

5. 急性肾衰多尿期的营养支持有什么讲究？

急性肾衰竭患者度过了少尿期后会进入多尿期，每天尿量增加到 600 毫升以上时，可以认为患者进入多尿期了，这是病情好转的表现，因为此时患者的血尿素氮逐步下降，水肿消退，血压下降，食欲日渐好转，机体进入修复阶段。多尿期可持续一个星期左右。

但是有的患者在多尿期时尿量非常惊人，可高达 4000 毫升以上，使得经肾脏丢失大量的水分、无机盐，有可能发生低血钾、低血钠和脱水，也使患者非常虚弱，容易发生感染。

※ 补足丢失的水分和钾

多尿期大量的水分和无机盐从肾脏流失，应视丢失量和血浆水平予以补充。选择高钾的食物如果汁、蔬菜等是简单、易被患者接受的补钾手段。

※ 提供分解代谢所需蛋白质和能量

（1）轻度分解代谢（UNA < 5 克）的多尿期患者的蛋白质需要量为 0.6 ~ 0.8 克/（千克·天），能量参照少尿期计算方法。

（2）中度分解代谢（UNA 在 5 ~ 10 克）的多尿期患者的蛋白质需要量为 0.8 ~ 1.2 克/（千克·天），能量较轻度分解代谢增加 30%。

（3）重度分解代谢（UNA > 10 克）的多尿期患者的蛋白质需

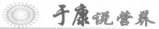
要量为1.2～1.5克/（千克·天），能量也应达到轻度分解代谢的130％。

※ 预防维生素 K 及水溶性维生素缺乏

多尿期患者会存在维生素 K 缺乏的情况，应常规补充。而其他脂溶性维生素如维生素 A、维生素 D 往往不致在短期内耗竭，故无需补充。多尿会加重已有的水溶性维生素缺乏，故需在肠内营养中注意补充。

6. 急性肾衰恢复期的饮食还需要限制吗？

急性肾衰之后要经历很长时间肾功能才能逐步恢复，这个时期短则3个月，长可逾年，主要与少尿期的持续时间成正比，因为少尿期长短能反映肾功能损害的严重程度。

出于减轻肾脏负担的考虑，急性肾衰恢复期的营养摄入以能满足患者的基本需要为度，不宜过高。给予优质蛋白质为主的限蛋白饮食0.8～1.0克/（千克·天），能量需充足。

恢复期的急性肾衰患者体内活性维生素 D 合成障碍，会出现钙吸收不良、低钙血症。同时血磷升高，故给予高钙、低磷饮食有助于防治远期骨质疏松的发生。

7. 急性肾衰竭紧急透析时怎么进行营养支持？

血液透析治疗技术俗称人工肾，在大家的观念中一般认为血液透析只有那些慢性肾衰竭、尿毒症的病人才能做，用以持续性替代肾脏的功能。其实不然，包括透析技术在内的血液净化方法能够用于水、电解质、酸碱平衡紊乱和代谢毒物堆积的情况。不仅是慢性肾衰竭，肝脏疾病、烧伤，凡能引起上述状况的疾病都可用临时的血液净化技术来缓解病情。

用上紧急透析之后，急性肾衰的营养支持与非透析治疗阶段很不一样，一般不再需要严格控制水和蛋白质的摄入，这就使患者的营养状况有望在早期得到有效的维持。此种情况下，通常采用三管齐下的方法来进行营养支持：

经口进食

肠内营养支持

目前，肾衰病人可选用的要素膳配方主要有 Amin – Aid 和 Travasorb – Renal 两种，非要素配方有国产维凯低磷低钾全营养素等。

肠外营养支持

适用于急性肾衰透析患者的肠外营养组方应包括脂肪乳剂、高糖、复方氨基酸、各种维生素和电解质，为维持血糖稳定应使用胰岛素，但要警惕继发于肠外营养的代谢紊乱，如高三酰甘油血症、酸碱失衡；由于胰岛素可消耗细胞外钾，利尿、透析也能造成急性失钾、低钾血症；利尿剂的使用还可能造成肾脏泌镁增多，而肠外营养也可能造成低镁血症。

透析过程中血浆氨基酸会流失到透析液中，用等血浆浓度甚至更高浓度的氨基酸透析液进行营养透析，能纠正氨基酸流失所致的负氮平衡。

皮下注射生长激素和重组人胰岛素样生长因子能够改善急性肾

衰患者的氮平衡和营养状况。

不过，因为急性肾衰竭多发生在创伤、感染等应激状态下，伴随分解代谢增强，同时患者的进食能力下降，制约着肠内营养支持的成效，故在透析情况下患者仍然经常出现蛋白质—能量营养不良，影响着患者的康复进程。

8. 急性肾衰竭营养支持的具体内容如何？

上面讲述了一些急性肾衰竭营养治疗的原则，为帮助读者更直观地掌握它们，我在这里举一个实例，分别列举不同病程中营养治疗的方案供您参考。

患者起始情况介绍

项　目	具体状况
患者基本情况	女性，20 岁，学生
原发病	急性肾小球肾炎起病 2 周，
临床状况描述	少尿、水肿、 发热（体温 37.5 ~ 38.5℃）、 高血压
临床检验	血钾高（5.6mmol/L） 血肌酐 3.5mg/dl 血尿素氮 50mg/dl
营养状况	身高 160 厘米 原来体重 50 千克，现在体重 56 千克

❀ 该患者少尿期的营养支持方案

（1）非透析治疗时：

营养需要量：

蛋白质　　　＜20 克

能量　　　1400 千卡

钠　　　　＜1000 毫克

钾　　　　＜1000 毫克

食物内容及分配：

经口进食部分：　　　　　　　　藕粉 50 克，白糖 10 克，水 75 毫升

　　　　　　　　　　　　　　　酸奶 160 克，含水 140 毫升

（能量 600 千卡）　　　　　　　汤面（蔬菜少量，面粉 50 克，用

蛋白质 10 克　　　　　　　　　水 100 毫升）

入量 350 毫升　　　　　　　　馒头 60 克，含水 25 克

肠内营养支持　　　　　　　　维凯奶粉 50 克，用水 125 毫升，高

能量 250 千卡　　　　　　　　浓度冲配

蛋白质 6 克

入量 125 毫升

肠外营养支持　　　　　　　　5% 葡萄糖 200 毫升，

能量 500 千卡　　　　　　　　20% 脂肪乳剂 250 毫升，

蛋白质 0　　　　　　　　　　水乐维他 1 支

入量 450 毫升　　　　　　　　安达美 1 支

（2）透析治疗情况下：

营养需要量：

蛋白质　　　40 克

能量　　　　1650 千卡

钠　　　　　1000～2000 毫克

钾　　　　　2000～3000 毫克

食物内容及分配：

经口进食部分：　　　　　主食 200 克

（蛋白质 32 克　　　　　白糖 30 克

能量 1500 千卡）　　　　蔬菜 500 克

　　　　　　　　　　　　水果 200～400 克

　　　　　　　　　　　　肉类 50 克

　　　　　　　　　　　　奶类 250 毫升

　　　　　　　　　　　　烹调油 30 克

　　　　　　　　　　　　食盐 2 克

肠外营养支持：　　　　　10% 葡萄糖 200 毫升

（能量 80 千卡、　　　　肾灵片 9 片

必需氨基酸 5.4 克）　　　　生长激素（按体重给予）

❋ 该患者多尿期的营养支持方案

营养需要量：

蛋白质　　　50 克 ［0.9 克/（千克·天）］

能量　　　　1650 千卡

钠　　　　　3000 毫克

钾　　　　　2000～3000 毫克

食物内容及分配：

经口进食部分：　　　　　主食 200 克

（蛋白质 50 克　　　　　蔬菜 500 克

能量 1500 千卡）　　　　　水果 400 克

肉类 100 克

奶类 500 毫升

烹调油 30 克

食盐 3～5 克

肠外营养支持：　　　　　5% 葡萄糖 500 毫升

（能量 200 千卡）　　　　5% 葡萄糖盐水 500 毫升

水乐维他 1 支

安达美 1 支

❉ 该患者恢复期的营养支持方案

营养需要量：

蛋白质　　45 克

能量　　1650 千卡

钠　　　1000～2000 毫克

钾　　　2000～3000 毫克

钙　　　1000 毫克

磷　　　1000 毫克

食物内容及分配：

经口进食部分：　　　　　主食 200 克

（蛋白质 45 克　　　　　蔬菜 500 克

能量 1650 千卡）　　　　水果 200～400 克

肉类 50 克

奶类 500 毫升

大豆 20 克/豆腐 100 克

烹调油 40 克

食盐 3 克

要点：　　　　　　　不进粗粮、杂豆

不进海产品、内脏。

第十章 肾病综合征的饮食治疗

1. 肾病综合征的营养问题有哪些?

肾病综合征 (nephrotic syndrome，NS) 是由各种原发性和继发性肾小球疾病引起的一组临床综合征，其临床特征是大量蛋白尿（24 小时尿蛋白排泄 >3.5 克）、低血浆白蛋白血症（血浆白蛋白 <30g/L）、高脂血症和水肿。

尿蛋白丢失是造成肾病综合征一系列临床症状的根源，其中白蛋白占 75%～90%，白蛋白是血浆中主要的锌转运蛋白，白蛋白丢失会导致水肿、体腔积液、高脂血症、动脉硬化和代谢性碱中毒；转铁蛋白、铜蓝蛋白和维生素 D 结合蛋白等，以及 B 因子和其他补体成分的丢失不仅可造成微量元素的缺乏、骨矿代谢紊乱，还会导致免疫力低下、易感染。

大量蛋白尿和血浆胶体渗透压的改变也导致了脂蛋白代谢紊乱，肾病综合征的高脂血症以低密度脂蛋白（LDL）水平升高和高密度脂蛋白（HDL）水平下降为特征，致动脉粥样硬化的脂蛋白——LP（a）也同样升高。脂质代谢紊乱可能促进动脉粥样硬化和肾小球硬化。

2. 有尿蛋白丢失的情况下是否应进高蛋白饮食？

对于大量尿蛋白丢失、低蛋白血症及水肿，既往的观点认为高蛋白饮食有助于弥补尿中丢失的蛋白，并纠正机体负氮平衡，减轻水肿。目前的研究认为，高蛋白饮食不能降低尿蛋白排泄，反而增加蛋白从尿中丢失，并且会通过对肾小球内血流动力学的影响，引起肾功能损伤。不仅如此，高蛋白饮食对改善患者的蛋白质代谢并无益处，给予高蛋白饮食并不会增加患者血浆白蛋白浓度。

相比较而言，低蛋白饮食可能更被认同。肾病综合征患者能通过抑制氨基酸氧化的代偿方式来适应低蛋白饮食，而且能够刺激机体的蛋白质合成，同时抑制蛋白质降解，氨基酸氧化与尿蛋白丢失。最近的研究认为，改善摄入蛋白质的种类，如低蛋白饮食辅以必需氨基酸/α-酮酸（EAA/KA），不仅可以维持肾病综合征患者的正氮平衡，还能降低尿中白蛋白排泄，提高血白蛋白浓度，改善肾功能。

3. 肾病综合征患者也可以吃豆腐吗？

植物蛋白与肾病的关系是新的研究热点，既往认为植物蛋白含非必需氨基酸较多，生物利用度低，不宜作为肾脏病患者（包括肾病综合征）的蛋白质来源，但是越来越多的证据表明它可以降低尿蛋白和血脂，有益于减轻肾小球血流动力学压力，避免加重肾小球损伤和增加肾小球滤过膜通透性。是否将植物蛋白引为肾病综合征营养治疗所用意见不一，笔者认为可添加 α-酮酸或必需氨基酸以改善植物蛋白质质量，无需将其完全排除在肾病综合征患者食物之外。

4. 为什么肾病综合征患者应该限制膳食脂肪和胆固醇？怎么限制？

高脂血症还是肾病的一个继发症状，高脂血症能反过来促进肾病进展，饮食对高脂血症的影响与摄入的脂肪种类有关，饮食中摄入过多的胆固醇和高饱和度的脂肪也可导致血脂水平升高，造成对肾脏的负面影响。而多不饱和脂肪酸，特别是 ω-3 多不饱和脂肪酸，能降低机体血胆固醇及三酰甘油水平。多不饱和脂肪酸除了能降低血脂减少肾病综合征的高脂血症，它还能发挥改善肾血流动力学及肾脏病变进展的作用，例如，前列腺素（有舒张血管的作用）的前体物质是多不饱和脂肪酸，能改善肾脏的血流灌注情况。

故而，肾病综合征患者的脂质摄入应遵循以下原则：

❀ 膳食脂肪：脂肪量不超过总能量的30%，其中

饱和脂肪不超过5%，

单不饱和脂肪酸占10%，

ω-6 多不饱和脂肪酸（包括必需脂肪酸在内）占10%，

ω-3 多不饱和脂肪酸应占到5%（非 IgA 肾病性的肾病综合征）。

❀ 胆固醇：最好不超过300毫克/天。

5. 为什么肾病综合征患者会有"缺钙"的表现？饮食上怎么办？

肾病综合征是以尿蛋白大量漏出为特征的，血浆中许多种有用的蛋白质随尿排出，这其中就包括维生素 D_3 结合蛋白的大量丢失，缺少了维生素 D_3 结合蛋白患者血中维生素 D_3 水平降低，血中的维生素 D_3 就好像是吸引钙离子的磁石，在肾脏使得原尿当中的钙离子重吸收回血液，缺少了它会造成尿中钙丢失增加，这是造成肾病综合征患者低血钙的主要原因。血钙丢失增加，为维持其浓度的恒定，骨骼中的钙会溶解出来进入血液，使骨骼的钙沉积量减少，骨质疏松。故此，病程超过3年的肾病综合征患者均有骨组织学变化，发生骨质软化，儿童肾病综合征患者则会发生佝偻病。

只有增加外源性维生素 D_3 和钙的摄入，方能缓解肾病综合征

的'缺钙'表现，一般应该在补充外源性维生素 D_3 同时使每天钙的摄入量不少于 800 毫克。

6. 肾病综合征患者容易缺乏哪些微量元素？

与"缺钙"的道理相似，由于运载铁、锌、铜等阳离子的血浆蛋白质在尿中大量丢失，会导致肾病综合征患者出现缺铁性贫血和锌缺乏的症状。

（1）铁缺乏：皮肤粘膜苍白、易疲劳、头晕、不耐寒、气促、心动过速乃至手指和脚趾刺痛都是铁缺乏性贫血的表现，

（2）锌缺乏：缺锌能使毛发枯黄、发脆易折，指甲上有白斑，味觉失去灵敏度，而创伤后愈合较慢，缺锌对儿童的影响也很严重，儿童生长发育迟缓或停滞，男童性腺发育过小都是缺锌的表现。

肾病综合征患者适当补充各种微量元素很必要，可根据血浓度进行补充，铁、锌等微量元素常用的口服制剂有硫酸亚铁和硫酸锌等，不过可不要矫枉过正。

（1）铁需要量：正常人为 10~18 毫克/天，肾病综合征患者可增加到 100~400 毫克/天，其中饮食铁可占 10%~15%，口服药物占很大比例。

（2）锌需要量：正常人为 10~15 毫克/天，肾病综合征患者可增加到 20~80 毫克/天，主要来自于药物补充。

7. 水肿的肾病综合征患者怎么控制水和盐？

高度水肿是肾病综合征三高症状之一，肾病综合征患者往往有非常严重的水肿，这是因为大量蛋白尿造成血浆蛋白浓度很低，血浆的胶体渗透压低于组织液的胶体渗透压，水分大量弥散到组织当中，肾病的水肿是一种疏松的压之凹陷的水肿，双下肢较严重。

肾病综合征患者一般要严格限制外源性水分和钠盐摄入，同时积极利尿，来减少身体当中水分潴留。但是使用利尿剂有可能使得电解质丢失过多，发生低钠血症，所以饮食中的钠摄入量是要根据血电解质测定的结果和医生对身体钠潴留的估计来综合考虑确定的。当然，多数情况下，肾病综合征患者饮食钠摄入一般应按低盐饮食标准控制在每天 2000 毫克以下，食盐用量不超过 3 克。

至于水分则是以出量来决定次日入量（出量 + 500 毫升 = 次日入量），因而密切观察肾病综合征患者每日尿量同时记录入量是很必要的。

8. 肾病综合征患者饮食安排具体应该怎么办？

我们还是以一个实例来说明肾病综合征患者的饮食治疗吧。

病情介绍：

　　男性患者，中年，身高170厘米，当前实际体重75千克

　　高度水肿，（病后3天体重增加5千克）

　　大量蛋白尿，24小时尿蛋白7克

　　高脂血症

　　低蛋白血症，血浆蛋白2.8g/L（正常值＞3.5g/L）

　　尿量1500毫升

膳食名称：低脂低盐低蛋白饮食

营养需要量	
蛋白质	50克
能量	1950千卡
（保证蛋白质的利用率，减少氨基酸氧化，保持理想体重）	
氮热比	1：200
碳水化合物	300克（占总能量的60%）
烹调油	30克
胆固醇	300毫克
钠	1000～2000毫克（食盐3克）
钾	2000毫克
钙	1500毫克

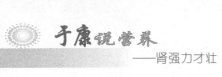

续 表

营养需要量	
磷	1500 毫克
膳食铁	15 毫克
膳食锌	10 毫克
每日入量	2000 毫升
食谱内容	
早餐	肉菜包子（猪肉 25 克，白菜 150 克，面粉 50 克）
	白米粥（大米 25 克）
午餐	米饭 320 克
	鸡蛋炒芹菜（鸡蛋 1 个，芹菜 200 克）
	鱼米（鱼肉 50 克）拌黄瓜 100 克
加餐	梨 200 克
晚餐	猪血（100 克）炒油菜（100 克）
	熘西红柿茄片（肉丝 25 克，西红柿 100 克，茄子 100 克）
	馒头 150 克
加餐	牛奶 250 毫升，加糖 10 克
要点	不进粗粮、杂豆
	不进海产品、内脏

第十一章　慢性肾衰竭的饮食治疗

1. 如何判断慢性肾衰竭患者的病情？

慢性肾衰竭（CRF）是一种常见的临床综合征，各种肾脏疾病都可能损伤肾功能，导致慢性肾衰竭，糖尿病肾病、高血压、慢性肾小球肾炎、多囊肾以及各种原发性肾小球疾病、小管间质性肾病在慢性肾衰竭的病因中居前几位。

慢性肾衰竭症状是由有害物质积累和肾脏激素减少所致，如贫血、骨病及代谢毒物积存引起的中毒等。最先出现的中毒症状可能是恶心、呕吐、食欲减退等消化道症状，进入晚期尿毒症阶段后，全身系统都会受累，出现心力衰竭、精神异常、昏迷等严重情况，危及生命。

慢性肾衰竭的发展可以分为四期：

※ 第一期：肾功能不全代偿期

肾脏轻度受损，但能够清除蛋白质代谢后的垃圾，作为评价肾脏功能的生化指标——血清肌酐为 $1.5 \sim 2.0$ mg/dl（$133 \sim 177 \mu$mol/L），血清电解质稳定，血红蛋白在男性患者不低于 110g/L，在女性患者不低于 100g/L。临床上常无明显症状。

※ 第二期：氮质血症期

肾脏已不能完全清除蛋白质代谢后的垃圾，有害代谢物质开始蓄积，产生一系列中毒症状，如乏力、食欲减退、恶心、呕吐、贫血等。血清肌酐为 2.1～5.0mg/dl（186～442μmol/L），临床如未注射促红细胞生成素（EPO）贫血会进行性加重，血红蛋白可在 60～90g/L，血清电解质、尿酸等均异常。

※ 第三期：尿毒症前期

肾脏清除体内垃圾及排水的能力明显下降，临床症状显著加重。此阶段血清肌酐为 5.1～7.9mg/dl（450～707μmol/L）。

※ 第四期：尿毒症期

慢性肾衰竭终末期，肾已完全衰竭，临床上酸中毒、水、电解质紊乱的症状都很严重，全身各器官均受累。血清肌酐大于 8mg/dl（＞707μmol/L）。临床上积极进行透析准备，如 A-V 造瘘、纠正酸中毒和水电解质失衡等。

2. 临床上如何治疗慢性肾衰竭？

慢性肾衰竭的治疗主要从解除病因、控制症状、延缓疾病进展入手，目前还没有直接修复受损肾脏的手段。

慢性肾衰竭的治疗主要有以下几个方面：

※ 治疗高血压、慢性肾炎等基础疾病，防止肾功能迅速恶化。

※ 积极进行营养治疗，达到缓解各种症状、延缓肾衰竭进展的目的。

※ 对症治疗肾衰引起的并发症，如甲状旁腺机能亢进、肾性骨病、肾性贫血、高脂血症及代谢性酸中毒等。

※ 对于晚期的患者，必须用透析（人工肾）或肾移植替代损毁的肾脏以维持生命，但费用高昂。

3. 慢性肾衰竭患者为什么容易发生低血糖或高血糖的症状？饮食上怎么办？

慢性肾衰竭患者比正常人更容易发生低血糖的情况，这是因为：

※ 很多慢性肾衰竭是继发于糖尿病肾病。

※ 同时因为肾衰竭肾脏对胰岛素的降解减弱使得胰岛素的半衰期延长，血中胰岛素的水平轻度增高。

另外，一些尿毒症毒素有类胰岛素样的作用，也会引发低血糖。

与此同时，慢性肾衰竭的患者也常发生糖耐量减低、轻度的高血糖现象，这看似矛盾的情况其实有其发生的必然性：

※ 因为处于尿毒症状况时身体的各种组织对胰岛素的作用不甚敏感，外周组织中的胰岛素受体及受体后机制均不正常。

※ 同时尿毒症毒素蓄积，如过高的甲状旁腺激素可抑制胰岛 β 细胞功能，从而进一步抑制了代偿性胰岛素分泌，降低了对高血糖的反应，最终导致糖耐量异常。

※ 尿毒症伴酸中毒也是原因之一，代谢性酸中毒能抑制葡萄糖酵解，损害葡萄糖的利用，干扰胰岛素对周围组织的作用。

可见慢性肾衰竭的患者血糖调节机制是很脆弱的，既容易发生低血糖，同时也容易发生高血糖，在这种情况下，除了要积极治疗肾病，减少尿毒症毒素的蓄积、纠正酸中毒、提高胰岛素应答能力外，在饮食上还应该做到：

※ 摄入足够而适量的能量以保持营养状况正常，避免肥胖，按照体重计算约为 30 千卡/千克。

碳水化合物比例适当，占总能量 60%～65% 为宜，保证每餐均摄入一定的碳水化合物。

※ 用淀粉类食物来补充能量不足，如进甜食，应请教营养医生，并纳入全日饮食计划。

※ 少量多餐，定时定量进餐，避免饥饿。

※ 保证摄入足够的膳食纤维，充分发挥不同血糖指数食物混合进食对餐后血糖的调控作用，如牛奶与米饭同食较单食米饭能减少餐后血糖的升高。

4. 慢性肾衰竭患者为什么厌食？饮食上怎么办？

慢性肾衰竭到一定的程度后，患者会受到厌食的困扰，厌食非常影响饮食质量和营养摄取，是令患者病情加重的因素。慢性肾衰竭患者厌食的原因为：

※ 尿毒症毒素淤积在体内使患者口有异味而食不甘味。

※ 尿毒症时，从口腔到肠道整个的胃肠道粘膜受尿毒症毒素的刺激发生出血、炎症、水肿、痉挛，影响对食物的摄取和消化。

※ 肾性贫血抑制患者的食欲和消化吸收的能力。

※ 水、电解质、酸碱平衡紊乱使患者厌食。

※ 治疗饮食的食物品种、烹调方法均需严格受限，使患者对进食的兴趣不大。

因为慢性肾衰竭患者的厌食往往是长期存在的，不同于一些急性病症在营养支持的时候可以暂时姑息，而是需要非常积极地应对，不然会加重病情的进展，而不仅仅是丢失体重、瘦一些的问题。

变换食物品种和加工方法，改善食物的口味，如低盐饮食多采用糖醋方法，而低蛋白饮食中注重荤素搭配的合理性，避免单调。

采用高复合度的饮食来补充营养，各种肠内营养制剂都可选择，特别是那些肾病配方的营养素。

为厌食的慢性肾衰竭患者推荐一些小点心，作为正餐之外的补充：

栗子粥

用料：栗子 50 克，粳米 25 克，食时可加糖。

营养特点：含蛋白质少（仅为 2 克），而能量较高。

果汁藕粉羹

用料：苹果汁或橙汁 50 毫升，藕粉 25 克，熬制好藕粉后与果汁混匀，可少加糖。

营养特点：酸甜可口，能补充一定的能量。

奶油西瓜露

用料：西瓜 500 克，切小丁，用奶油（或炼乳）5 克拌好即可。

营养特点：爽口、含一定的能量，含有较高的钾。

酸汤粉丝

用料：粉丝 25 克，酸菜梗 25 克，醋，葱丝，植物油少量。炝锅后煮汤，加入粉丝煮软，以醋和麻油调味。

营养特点：开胃，含有较多能量，很少量的钠和蛋白质。

5. 慢性肾衰竭患者有血脂代谢的异常吗？

慢性肾衰竭患者容易发生血脂代谢的异常，而且常常在肾功能不全的早期就已有所表现，血浆甘油三酯、载脂蛋白 A-1、极低密度脂蛋白、中密度脂蛋白浓度均有可能升高，而高密度脂蛋白水平降低。

慢性肾衰竭合并的脂质代谢异常在成因上有以下的可能性：

※ 与病因有关：不同病因造成的慢性肾衰竭其血脂代谢异常的类型和程度会不太一致，如由肾病综合征导致的肾功能不全可能就是以高胆固醇、高甘油三酯血症为主的混合型的血脂异常。

※ 与治疗饮食有关：慢性肾衰竭的治疗膳食长期限制蛋白质的摄入，相应提高了脂肪和碳水化合物的供能比例，这可能造成脂质代谢的异常，治疗饮食中缺少抗氧化营养素（β胡萝卜素、维生素E）也是成因之一。

※ 与慢性肾衰竭继发的高胰岛素血症和高胰高糖素血症有关。

脂质代谢异常对慢性肾衰竭患者的危害主要表现在两个方面，需要积极应对：

※ 动脉粥样硬化，增加罹患心脑血管疾病的风险。

※ 加重肾小球硬化、肾间质系膜细胞增殖，导致肾功能进一步恶化。

6. 慢性肾衰竭患者营养评价侧重哪些方面？

※ 饮食记录：营养评价的第一步，临床多采用前日回顾法，重

点问询影响患者能量、蛋白质、动物和植物蛋白质摄入比例的食物因素，同时了解患者的进食能力和习惯，为后续的营养治疗提供依据。

※ 人体测量：常用指标有体重、近期体重变化、三头肌皮褶厚度、上臂肌围等，有助于判断蛋白质－能量营养状况。

※ 生化检查：需关注白蛋白、肾功能指标、电解质、血脂、胆固醇指标、血糖等的变化，这些指标一方面能反映患者的营养状况，也能用作营养治疗效果的评价。

※ 定期营养随诊：对于维持患者长期的营养治疗效果是非常重要的。

7. 慢性肾衰竭饮食治疗的目的如何？

慢性肾衰竭饮食治疗对于慢性肾衰竭患者来说是非常重要的，我们要求患者得知患病后即应前往营养医生处就诊，获取适合病情的营养治疗方案，学习饮食控制的方法，其根本目的在于改善顽固的营养缺乏、延缓肾功能恶化的进程，在达到并维持合理的营养状况的基础上，降低血尿素氮的滞留、减轻肾小球高滤过率及肾小球硬化，减轻肾小球基底膜和系膜损害，纠正水、电解质紊乱及酸碱失衡，减少并延缓并发症的发生和发展。

慢性肾衰竭的饮食治疗切忌千人一面、简单生硬，姑且不论病因和病情的千变万化，单就饮食习惯和个人素养而言就需要接受各不相同的营养教育和管理。所以在开始饮食治疗之前，牢记四字箴言：

一为"坚持"——坚持长期的饮食治疗不放松。

二为"变化"——在病初和病情进展的不同阶段寻求饮食治疗的不同方案。在日常生活中学习治疗原则许可的食物变换方法，避免单调、营养不全面。

8. 慢性肾衰竭患者为什么会有蛋白质－能量营养不良？如何发现？

正常人蛋白质的合成与分解始终保持一种平衡状态。慢性肾衰竭病人由于肾脏功能仅残余少半，甚至更低，不能把所有的蛋白质分解后的废物排出体外，肌酐、尿酸、尿素氮这些含氮的代谢垃圾基本上是由蛋白质分解产生的，这样毒素就在人体内堆积，使病人出现消瘦，营养不良，不但使病情进一步恶化，还会增加死亡率。慢性肾衰竭患者通常处于营养不良的状态，主要是蛋白质－能量营养不良。

❀ 尿毒症的毒素作用使得蛋白质分解代谢旺盛，而合成下降：由于氮质代谢产物潴留、代谢性酸中毒、蛋白质入量限制，患者瘦体组织分解多于合成，处于负氮平衡状态。

❀ 毒素作用使得患者食欲下降、摄入不足。

❀ 长期摄入不尽合理的治疗饮食，不能保证蛋白质营养均衡。

如何发现蛋白质－能量营养不良：

❋ 各种血清蛋白质浓度降低。如血清白蛋白、前白蛋白和转铁蛋白等。

❋ 氨基酸代谢紊乱、多种必需氨基酸水平降低。这种缺乏还不仅限于必需氨基酸，如苯丙氨酸羟化酶活性下降使得酪氨酸水平下降，组氨酸前体物质合成减少也使得组氨酸成为慢性肾功能衰竭患者的必需氨基酸。

❋ 免疫力低下。可表现为皮肤迟发超敏反应降低、淋巴细胞计数和体外淋巴细胞转化降低。

❋ 脂肪储存减少。慢性肾衰竭患者三头肌、肩胛下皮褶厚度可低于正常，虽然有些患者的体重不低，但往往不能很好地反映患者的能量营养状况，因为肾脏疾病时机体的水盐代谢状况不稳定，通俗地讲，水肿能掩盖低体重。

9. 慢性肾衰竭患者应如何确定饮食蛋白质的需要量？

低蛋白饮食

慢性肾衰竭患者必须在早期即开始限制食物中蛋白质的摄入量。

正常人的食物中每天含有蛋白质在 40 ~ 120 克左右，平均到每千克体重约为 1.0 ~ 1.2 克，有人认为肾功能不全患者每日蛋白质摄入量必须少于每千克体重 0.38 克，全天约计 20 ~ 30 克，这对于肾脏而言是非常有利的。临床上通常按照 0.5~0.6 克/（千克体重·天）计算蛋白质需要量，这是一个比较容易实现并长期坚持的量，如果限制过严不仅不太实际，而且并发各种营养不良的可能性也大大增加了。

优质低蛋白饮食

人类身处自然界食物链的顶级，在食物链中与人类越接近的物种，往往其蛋白质的种类与人体蛋白质的构成越接近，越容易被人体所利用，这类蛋白质我们称之为优质蛋白质，如动物蛋白质比之大多数的植物蛋白质质量要好。

优质蛋白质利用度高，产生的含氮废物少，对肾脏的负担轻，如果可能应该全部选用含必需氨基酸较多的优质蛋白质食品，例如牛奶、鸡蛋、瘦肉、鱼、鸡等，作为肾病患者蛋白质的来源，但是很可惜，这是不可行的。为什么？

首先是因为很难保持足够的其他各种营养素的摄入，比如，如果不摄入谷物（谷物中含有植物蛋白质）就不能得到足够的碳水化合物，能量就会缺乏，又比如，如果不摄入蔬菜（有些品种含有一定量的植物蛋白质）就无法得到足够的膳食纤维、水溶性维生素、微量元素和无机盐。退一万步讲，我们用各种人工合成的维生素、矿物质微量元素的制剂来替代天然素食（所含蛋白质质量较差），也许我们能够做到营养平衡，但是患者失去了惯常的饮食乐趣，生活质量很不满意，病情即便控制住了，又何来生活下去的信念呢？

我们的建议，在限量范围内，保证 60% 的蛋白质为优质蛋白质，即氨基酸比例恰当，生物利用度较高的蛋白质。

为了使尿毒症患者在限量范围内尽量获得优质蛋白质则应限制

谷类蛋白质，用麦淀粉为主食代替小麦粉及稻米。麦淀粉是将小麦粉中的蛋白质抽提分离去掉，抽提后小麦粉中蛋白质含量从 9.9% 降低至 0.6% 以下。用麦淀粉作为患者每日供给热量的主要来源，以减少饮食中非必需氨基酸的摄入量。

配合必需氨基酸-α-酮酸制剂的优质低蛋白饮食

必需氨基酸及 α-酮酸治疗是慢性肾衰竭营养治疗最重大的进展。α-酮酸本身不含氮，故不会造成氮潴留，它可与体内氨基酸代谢产生的氨基合成新的必需氨基酸，增加尿素氮的再利用，使内源性尿素重新利用在非必需氨基酸的合成上、血尿素氮下降并减少组织蛋白质的分解，从而获得氮平衡，使许多尿毒症患者症状消失。同时必需氨基酸及 α-酮酸制剂含有一定量的钙，这有助于纠正钙磷代谢紊乱，减轻甲状旁腺亢进。配合充足能量的优质低蛋白膳食服用必需氨基酸及 α-酮酸制剂方能取得预期的临床疗效。

10. 慢性肾衰竭患者应如何确定能量需要量？三种供能营养素应如何分配？

摄入充足的热量能够很好地发挥节氮作用，减少身体组织分解，减少内源性氮质废物的生成，与控制蛋白质的摄入有着同样重要的意义。

患者能量需要量应有个体差异，约为 30～35 千卡/（千克·天），每日摄入量约在 1500～2500 千卡。

蛋白质、脂肪和碳水化合物是三种能够提供能量的营养素，蛋白质是需要严格限制的，其供能的比例不能超过 10%，通常是在

6%~8%，剩余的90%~95%应该来自脂肪和碳水化合物。又因为脂肪摄入过多有加重脂质代谢紊乱之虞，我们通常确定其供能的比例在30%左右。照此算来，含碳水化合物丰富的食物就一定要作为能量的主要来源，至少应占总能量的60%。

11. 为什么慢性肾衰竭患者应该适当选择甜食？

甜食常常被现代人视为洪水猛兽，因为含有很高的能量，而且能量来自最容易消化吸收的单糖，甜食被当然地与肥胖、糖尿病、高脂血症等现代病联系在一起了。

不过，甜食的缺点也是优点，对于肾功能不全的患者而言，适当增加单糖用于加餐，有助于补充限制蛋白质饮食的能量不足。不仅如此，甜食的益处还见于其对胰岛素分泌的刺激作用，胰岛素能够促进α-酮酸结合尿素氮的作用。所以甜食不是慢性肾衰竭的饮食禁忌，而应充分利用甜食的优点，丰富患者的饮食，只是要将它纳入全日的饮食计划，替代碳水化合物的份额。

糖耐量低减、糖尿病的患者不宜选择甜食。

12. 肥胖的慢性肾衰竭患者应该减肥吗？

体重丢失对于肾异常的人来说有一定的风险，特别是病理性的体重丢失会造成身体组织的分解、氮质代谢产物增加、酸中毒，肾脏也可能因之受损。

因为肥胖是糖尿病、高脂血症、高血压、冠状动脉粥样硬化的危险因素，所以肥胖对于慢性肾衰竭同样不利，患者可能需要适当控制能量摄入来减轻体重，不过应该注意以下禁忌：

※ 病情不稳定，肾功能恶化进展较快。

※ 厌食，进食量明显减少。

※ 贫血、营养状况不佳。

※ 面临造瘘、穿刺等有创的检查和治疗。

※ 有水、电解质代谢紊乱、酸中毒的情况。

处于以上几种情况，慢性肾衰竭患者不适合减肥。

以缓慢的速度持之以恒进行方可使慢性肾衰竭患者的减肥治疗进行得安全而有成效，所谓缓慢，我们认为每月体重下降不宜超过1千克，为达到这样的目的，可将每天的能量摄入减少 10% ~ 15%，保持 200 ~ 300 千卡的负平衡。体脂比例的降低会比体重更有意义，所以通过测量三头肌皮褶厚度来观察体内脂肪的储存量变化是很适宜的。

13. 慢性肾衰竭需要长期限制水分和无机盐吗？

谈到保肾，水和无机盐是首当其冲的问题，因为肾脏负担着调节机体水、电解质平衡的重要使命，肾功能异常会全面影响水分、钠、钾、钙、磷等血浆成分的代谢，故而水、电解质代谢紊乱贯穿慢性肾衰竭病程始终，人们通常会认为得了慢性肾衰竭就应限制水分和无机盐的摄入。

但是，肾脏对水、电解质代谢的调控能力不是一朝尽失的，它有一个发展、恶化的过程，在它代偿能力尚好的情况下不需要过分

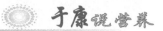

限制水分和盐的摄入，以均衡适量为好。

各种无机盐成分对慢性肾衰竭的影响是很不一样的，像钠、磷一般认为应该尽早限制其摄入，能缓解慢性肾衰竭的进展，而钙、镁、钾等多种元素就不同了，往往不能限制还要额外补充些。

14. 慢性肾衰竭患者应该怎样补钙？

高钙、低磷饮食有助于纠正慢性肾衰竭患者甲状旁腺功能亢进，预防肾性骨病的发生。慢性肾衰竭患者无疑是应设法提高饮食钙摄入量的，至少不应少于营养素推荐量标准的要求，同时保证一个合适的钙磷比例，减少饮食中那些影响钙吸收和利用的因素，多晒太阳，从事力所能及的体力活动也有助于肾性骨病的预防。

15. 慢性肾衰竭患者需要限制饮食当中的磷吗？

慢性肾衰竭患者肾小球滤过和排出磷的能力低下，导致血磷升高，刺激甲状旁腺激素的分泌，这可使得尿磷的排泄增加，使血磷在一定的时期内尚能控制在正常范围内，但是随着肾功能进一步恶化，会出现失代偿的情况——血磷升高、甲状旁腺功能亢进以及由此引发的肾性骨病，而血磷升高更可以损伤肾功能，所以控制食物中的磷需要尽早。

慢性肾衰竭患者对磷的需要应不高于推荐的正常需要量，即

磷——700 毫克/天，

钙磷比例——1 ~ 2 : 1

动物性食物含蛋白质和磷丰富，海带、紫菜、芝麻酱、花生、干豆类、坚果、粗粮等植物性食物含磷也很丰富，粮谷中的磷为植酸磷，不经过加工处理吸收利用率低。

16. 为什么慢性肾衰竭患者会有贫血？

贫血是慢性肾衰竭必有的症状，血红蛋白可低至 6 ~ 11g/dl，肾性贫血与缺铁性贫血在成因上有以下四方面区别：

※ 肾脏萎缩，分泌红细胞生成素减少，骨髓造血功能因而减弱。

※ 慢性肾衰竭患者多有厌食、呕吐等症状，从食物中摄取的铁质、叶酸和蛋白质减少，使造血原料供应不足。

※ 尿毒症期，体内的毒素抑制了骨髓的造血功能。

※ 慢性肾衰竭可导致凝血功能障碍，引起皮下、鼻、消化道出血及女性月经过多，加之频繁抽血化验，更加重了贫血症状。

17. 使用促红细胞生成素后，肾性贫血患者还需要从饮食上补铁吗？

促红细胞生成素是由肾脏分泌的一种促进造血的必需因子，肾衰竭造成其分泌不足，终致肾性贫血。肾性贫血的临床治疗最为对症的手段就是皮下或静脉注射促红细胞生成素（EPO），一般使用几周后血红蛋白即开始稳步回升。

很多时候使用促红细胞生成素后贫血状况没有得到有效的纠正，就是因为体内缺乏合成造血细胞的各种原料，如铁、叶酸、维生素 C、蛋白质等，使得促红细胞生成素未能发挥其应有的作用。

实际上，应用促红细胞生成素后，在按照营养素推荐量标准满足每天所需的各种造血营养素的基础之上应该额外增加一定的比例来补充体内库存。

> ❋ 铁：每天需要量为 15 ~ 20 毫克，动物性食物中含有的血红素铁更容易吸收。
>
> ❋ 维生素 C：维生素 C 的摄入量以营养素推荐量为标准，即 60 ~ 100 毫克/天，配合食用含维生素 C 丰富的蔬菜和水果可维持食物铁的还原态，使之易被吸收。
>
> ❋ 叶酸：600 ~ 1000 微克/天。

18. 慢性肾衰竭患者应该怎样补充膳食纤维？

为慢性肾衰竭患者补充膳食纤维的理由：

❀ 膳食纤维可降低血浆胆固醇。

❀ 膳食纤维能减缓糖类物质的吸收，改善餐后血糖反应。

❀ 膳食纤维能减少肠道内容物在肠道的滞留时间，减少毒素的吸收。

❀ 膳食纤维能改善大肠功能，防治便秘、大肠癌。

膳食纤维过量的危害：

❀ 影响脂肪的消化和吸收。

❀ 可能减少钙、铁、锌、铜的吸收。

慢性肾衰竭患者适宜的膳食纤维摄入量：

❀ 每1000千卡能量，10～13克/天。

❀ 每天总量约为20～35克/天。

膳食纤维不是越多越好，对于慢性肾衰竭患者而言适当地摄入更加重要。

19. 怎样制定慢性肾衰竭患者的营养治疗方案?

| 第一步:确定患者各种营养素的需要量 | 能量:25~35千卡/(千克·天),
非蛋白热量达到90%,
脂肪30%,
碳水化合物60%。 |

蛋白质:单纯低蛋白饮食0.6~0.8克/(千克·天),

优质蛋白质比例达到60%,

配合EAA-α-酮酸制剂时0.3~0.5克/(千克·天)。

钙:1000毫克/天。

磷:500~1000毫克/天。

铁:15~20毫克/天。

维生素C:60~100毫克/天。

叶酸:600微克/天。

维生素A:800微克/天。

维生素D:10微克/天。

| 第二步:根据营养素需要量估计食谱中各类食物的摄入量 | 谷类、淀粉类食物:各占总能量30%,可适当增加单糖,优质蛋白质食物:占蛋白质总量的60%。 |

例如：总能量为 1800 千卡，来自谷类食物和淀粉类食物的能量各为 540 千卡，折合谷类食物 150 克，淀粉类食物 140 克。

肉类，蛋白质的含量约为 20%。

蛋类，蛋白质含量约为 8%。

奶类，蛋白质含量约为 3.5%。

大豆，蛋白质含量约为 30%~40%。

例如：体重 60 千克的慢性肾衰竭患者，蛋白质摄入量为 30 克/天［按照 0.5 克/(千克·天)］，优质蛋白质应达到 20 克/天，50 克肉类提供 10 克蛋白质，200 毫升牛奶提供 7 克蛋白质，30 克鸡蛋提供 3 克蛋白质，优质蛋白质合计 20 克。

※ 蔬菜：为保证各种微量营养素供给充足，在血浆电解质稳定的情况下，不限品种，每日用量不少于 500 克。

※ 水果：为保证各种微量营养素供给充足，在血浆电解质稳定的情况下，不限品种，每日用量 200~500 克。

※ 油脂：烹调油占总能量 20%，忌各种坚果，如每日能量需要为 1800 千卡，则来自烹调油的能量为 360 千卡，折合烹调油 40 克，约 4 汤匙。

※ 盐：一般情况下，应限制钠盐摄入，每日不超过 3 克为宜。

第三步：一日饮食安排

按照食物内容、患者饮食、日常生活习惯制定一日饮食计划，注意餐次分配上做到荤素搭配、主副食搭配，以充分发挥各种食物的协同效应。

20. 慢性肾衰竭的饮食安排有什么技巧？

1 限制植物蛋白的摄入量：采用维思多淀粉（或其他淀粉）作为主食代替大米、面粉，在限制蛋白质摄入量范围内选用维凯—低磷低钾奶粉或牛奶、鸡蛋及瘦肉类含高质量蛋白的食品作为蛋白质的主要来源。

2 任意选用的食品：包括土豆、白薯、藕、荸荠、山药、芋头、南瓜、粉条、藕粉、团粉、菱角粉、荸荠粉等。

3 受限制的食品：除定量供给的动物性蛋白质食品之外，其他含动植物蛋白高的食品均在限制范围之内，例如：豆类及其制品、硬果类及粮食类等。

4 水果和蔬菜：除患者因病情需要，须限制含钾量高的食品时应慎重选用水果、土豆、马铃薯淀粉、蔬菜外，其余患者可以随意选用水果、蔬菜类食品。

5 糖、油与能量：患者食量较少时，可在饮食烹制中增加食糖及植物油类以达到高热量的摄入。

第十二章　慢性肾衰竭接受血液净化时的饮食治疗

1. 透析治疗是怎么回事？对饮食有影响吗？

血液净化经近百年的发展已成为一整套技术，包括血液透析、腹膜透析、血液滤过、血液透析滤过、连续动 - 静脉血液滤过、血液灌流、血浆置换等等，其应用范围不仅限于急性和慢性肾衰竭，还用于各种原因引起的水、电解质失调，药物中毒和肾移植前准备以及自身免疫病、重症肝炎等。

慢性肾衰竭透析主要采用血液透析和腹膜透析，是利用半透膜的原理置换血浆中氮质毒素、过剩的水、电解质的治疗方式，这两种技术都可以替代肾脏，都可取得良好的效果。

当慢性肾衰竭患者的肾功能减退到血浆肌酐清除率 $10 \sim 15$ 毫升/分钟以下时，内科保守治疗不能维持患者内环境的稳定，患者就要接受血液净化治疗了，用人工的方法来替代丧失的肾功能。

在保守治疗期间，慢性肾衰竭的人一般遵守着严格的饮食制度，同时受到肾衰竭进展、尿毒症毒素淤积的影响，营养状况不佳。开始血液净化治疗后，能够在一定程度上纠正患者原有的厌食、负氮平衡，对于营养状况的改善起到正面、积极的作用。

那么，血液净化治疗期间是不是就可以放开慢性肾衰竭饮食治疗的各种禁忌，随意进食了呢？还是应该谨慎地遵守低蛋白低盐的治疗原则不变呢？

虽然两种血液净化治疗能改善毒素淤积造成的营养不良，但是也可能造成透析治疗继发性的营养不良，加重慢性肾衰竭患者已有的营养代谢紊乱，影响患者的预后，这个时候的营养治疗有其特殊性，更应该重视。

2. 血液透析治疗的患者为什么要补充蛋白质？

血液透析前，"尿毒症－低蛋白"是尿毒症患者一贯坚持的一条铁律，那么开始透析后为什么就该增加蛋白质的摄入呢？

血液透析过程中蛋白质丢失，采血、穿刺、血液流经透析器后残留都会造成蛋白质丢失。

血液透析患者的分解代谢增强，会导致负氮平衡。

代谢性酸中毒可导致蛋白质的氧化增加、合成减少，并导致支链氨基酸分解代谢增强。

透析不充分，可能会影响透析间期的食欲，导致摄入不足。

更有患者出于经济考虑，刻意控制透析间期蛋白质摄入量以保持较低的氮质生成率，降低血液透析的频度，这也使负氮平衡难以纠正。

基于以上状况，血液透析患者的蛋白质摄入应该较保守治疗期[0.5～0.6克／（千克·天）]升高一倍左右，达到1.0～1.2克／（千克·天），也就是说应该达到甚至超过健康人饮食所含的蛋白质量，这样一来，尿毒症患者从饮食上可以说是得到了解放，生活质量会有很大的提升。

比如，一位每周做 3 次血透的男性患者，透后体重为 60 公斤，他每天的蛋白质需要量约为 60～75 克，相当于：

※ 牛奶 250～500 毫升。

※ 鸡蛋 1 大个。

※ 瘦肉 50 克。

※ 鸡肉 50 克。

※ 鱼肉 100 克。

※ 谷类 250～300 克。

※ 蔬菜 500 克。

※ 豆腐 50～100 克。

3. 血液透析患者的能量需要是不是低于从前？

如果血液透析使用含糖的透析液，能在透析过程中为患者提供一定量的糖分和能量，其多少取决于透析液的含糖量，这通常足以维持血透时的能量正平衡。

但是在透析间期，由于透析不充分、不及时，或存在合并症的因素，患者食欲下降、食量减少则常常导致能量摄入不足。

维持性血透患者的能量需要与透析前相比并未减少。相反维持性血透患者的能量缺乏比蛋白质摄入不足更加普遍，更为严重。

适当的膳食能量能够维持正常体重、发挥节氮作用、减少自身分解。对于体重正常的患者，按照 30～35 千卡/（千克·天）给予能量，对于体重不足或肥胖者，适当增减。一名体型正常的男性患者体重为 60 千克，他全天的能量需要为 1800 千卡。

4. 慢性肾衰竭血液透析患者怎样摄入膳食脂肪？

慢性肾衰竭患者往往有着顽固的脂质代谢紊乱，同时研究发现维持性血液透析患者心血管疾病占其死亡率的50%以上，这与脂质代谢异常关系非常密切。高甘油三酯血症、低密度脂蛋白升高是血液透析患者中最常见的脂质代谢异常，饮食治疗是纠正脂质代谢紊乱的基础。

膳食脂肪占总能量的30%～35%，饱和脂肪酸比例不应超过10%，单不饱和脂肪酸和多不饱和脂肪酸各占10%～12.5%。

举例来说，如果患者的能量需要为1800千卡，脂肪供能占30%，即540千卡，相当于60克脂肪所产生（每克脂肪在体内燃烧会产生9千卡的热量），其中：饱和脂肪占15～20克，动物性食物提供饱和脂肪，瘦肉的脂肪含量在15%～20%左右，那么，全天可以摄入的畜、禽肉约为75～135克。

单不饱和脂肪和多不饱和脂肪来自植物种子和深海产品，总量为40克，其中烹调用油占到20～30克，一般是指各种植物油，还可以部分选用珍贵的橄榄油（含单不饱和脂肪酸比例非常高），每天5克左右即可，再选用50～100克水产品，其中含有珍贵的极长链多不饱和脂肪，可以调节血脂平衡。

食物中所含的胆固醇是外源性的胆固醇，虽然说不是血浆胆固醇水平的决定因素，但是鉴于血液透析的肾衰竭患者通常合并高胆固醇血症，全天摄入的胆固醇不宜超过300毫克。内脏、贝类、鱼籽、蛋黄等高胆固醇食物是不适合的。

5. 慢性肾衰竭血液透析患者怎样维持水、电解质的平衡？

因为肾脏功能的丧失，维持性血液透析的患者缺乏对水分、钠、钾、镁等电解质元素的调节能力，透析间期少尿甚至无尿可导致水潴留、体重增长过大、表观低钠血症、高钾血症、高镁血症等，而透析时，液体的迅速清除又会因血容量突然减少，引发低血压、心绞痛、心律失常和肌肉痉挛。故而应在透析间期适当限制水分以及钠、钾、镁等元素的摄入，避免过重的负荷。

透析间期无尿或少尿患者，每日入液量不超过 1000 毫升。

维持性血透患者每日摄钠 1000～1500 毫克为宜，这是一个相对较低的标准，要求每日食盐用量在 1～2 克，目的在于减轻患者透析间期口渴感、减少水分的摄入。

维持性血透患者每日钾摄入以不超过 2000～3000 毫克为宜，避免应用含钾高的食物。特别是无尿、少尿的患者，更要谨慎防止高钾血症的出现。

6. 怎样通过饮食预防透析性骨病？

透析性骨病一般是指在慢性尿毒症基础上长期进行血液透析所致的骨病，表现为钙、磷、镁等矿物质及微量元素代谢异常，血液生化变异，并有长期应用抗凝剂及免疫抑制剂等药物因素所形成的骨矿代谢异常，经常是透析后骨量减少，骨密度下降，骨质疏松、骨软化、继发性甲状旁腺功能亢进及转移性钙化等。

透析性骨病的治疗应采用综合措施，适当地补充钙剂，减少磷吸收，加用活性维生素 D_3 等，血液透析时掌握合适的透析液钙浓度也很重要。

膳食钙摄入不仅强调总量达标（1000 毫克/天），还要求吸收利用率高：

※ 保持钙、磷比例适当（1∶1～2∶1）。

去除饮食中抑制钙吸收的因素，如草酸、植酸，又如那些抑制胃酸分泌的因素（进餐时胃酸丰富有利于钙制剂的吸收，故补钙应与餐同服）。

选择含钙高且易吸收的食物作为钙源，奶品就是很好的例子，每日 500 毫升可以提供 50% 的需要。

还有，继续补充活性维生素 D_3 制剂才能保证肠道对钙的吸收、钙在骨骼的沉积，抑制甲状旁腺功能亢进；

维持性血液透析患者每日钙摄入的推荐量接近正常人，过高的钙摄入以及配合使用活性维生素 D_3 会引发高钙血症，导致钙在体内的异常沉积，同时许多含钙高的食物含有很高的磷，故不主张过量补钙。

7. 怎样通过饮食防治维持性血透患者出现微量元素缺乏？

维持性血液透析患者普遍存在铁缺乏，这一方面是由于透析本身造成的铁损耗，另一方面由于促红素治疗动员了铁储备，需要适当补充铁剂。故而维持性血透患者需要补铁，补充铁制剂 200～600 毫克，同时应尽量增加膳食铁的摄入。膳食铁分动物性的血红素铁和植物性的非血红素铁，前者应该作为主要的膳食铁来源，因为其吸收容易。

锌和硒也是维持性血液透析患者普遍缺乏的两种微量元素，锌会随透析液流失，而硒缺乏可能是源于摄入不足。这两种微量元素均与抗氧化功能有关，应按照膳食推荐量进行补充，如锌每日摄入应不少于 15 毫克。海产品都富含硒和锌。如果鲜有去海边的机会，一定要经常光顾鱼店。牡蛎是含锌明珠（22 毫克/100 克）。至于含硒元素的鱼有金枪鱼（82 毫克/100 克），墨鱼（65 毫克/100 克），黄盖鲽（55 毫克/100 克），贻贝（56 毫克/100 克），以及鲭鱼（39 毫克/100 克）。

8. 维持性血液透析患者容易缺乏哪些维生素？补充多少合适？

对于维持性血透患者来说，脂溶性维生素中只有维生素 D 是需要额外补充的，通常患者需要服用活性维生素 D_3 来治疗肾性骨病。而维生素 A 会因为代谢障碍而发生蓄积，鲜有缺乏。β-胡萝卜素是一种具有抗氧化功能的维生素 A 原物质，可以适当补充，鲜亮的橙色是其含量的判断标准，如胡萝卜、杏，芒果，南瓜等 β-胡萝卜素含量都不低。

相比之下，多种水溶性维生素的缺乏更严重，更值得从饮食上加以注意。水溶性维生素中叶酸、维生素 C、维生素 B_6 等由于代谢破坏增加、透析时丢失或是肠道吸收减少需要适当补充，原则上应按照膳食推荐量摄入。

维生素 C

有助于形成胶原，保持血管健康，抑制出血症状。每天需要 60 ~ 100 毫克。

水果可有效地补充维生素 C，番石榴当数此类之冠（273 毫克/100 克），随后是猕猴桃（80 毫克/100 克），草莓（60 毫克/100 克），而后是橙子，每 100 克含 52 毫克，也相当多。蔬菜方面，首要的是甜椒（红绿皆可），平均含量是 146 毫克/100 克（煮熟以后是 100 毫克/100 克），当然还有西兰花以及其他种类的蔬菜（甘蓝，红叶卷心菜，花菜等），它们同样含有维生素 C。

维生素 B_6

与蛋白质代谢的关系密切，因而其摄入量与蛋白质摄入量相关，一般认为每摄入 1 克蛋白质需要 20 微克维生素 B_6，那么如果一位患者对蛋白质的需要量是 60 克，其对维生素 B_6 的需要即为 1200 微克，此量大约相当于以下食物所含的总和：

> 100 克瘦肉（350 微克）
>
> 100 克胡萝卜（250 微克）
>
> 250 毫升牛奶（100 微克）
>
> 200 克粳米（220 微克）
>
> 40 克黄豆（320 微克）

叶酸

是合成蛋白质、核酸等生物大分子所必需，每天叶酸的需要量为 400 微克，绿叶蔬菜和牛肉中含有较多的叶酸，而猪肉、西红柿、洋葱、玉米等食物当中的含量很少。

9. 血液透析患者饮食治疗要点是什么？

限制食物水分的低盐优质蛋白质饮食，每日食盐不超过 2 克，水分不超过 1000 毫升。

膳食中蛋白质、脂肪、碳水化合物的比例符合均衡饮食的比例，主食为主，荤素搭配。

忌食粗杂粮、杂豆类食物。

忌食动物内脏、鱼籽、贝类食物。

忌食高钾食物。

10. 血液透析患者为什么需要辅助肠内营养支持？可选择的制剂有哪些？

维持性血透患者需要纠正既往肾功能异常造成的代谢紊乱和营养不良，也需要满足血液透析过程中营养丢失，但是，因为存在着厌食、进食不足，摄自自然食物的营养往往不能满足需要。

肠内营养制剂营养素复合程度高，对胃肠道的容量负荷轻，吸收容易，可用于纠正维持性血液透析患者营养不良。如：

纽纯素－整蛋白型，含 25% 中链脂肪，硒、锌和叶酸的含量较高。

纽纤素－整蛋白型，含 1.5% 膳食纤维，可用于糖尿病维持性血液透析患者，中链脂肪含量 20%，钙磷比例 1∶1。

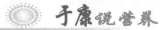

常用的整蛋白型肠内营养制剂还有安素（Ensure），能全力（NutrisonFibre），能全素（Nutrison）等。整蛋白型肠内营养制剂可直接口服，也可以用于胃肠管饲。

以氨基酸、多肽为主要氮源的肠内营养制剂用于消化功能异常的患者，更易吸收。常见的制剂有爱伦多（Elental）、维沃（VivonexT. E. N.）、小儿维沃（VivonexPediatric）、百普素（Pepti-2000）、小百肽等，通常用于管饲。强调以缓慢速度给予，增加吸收，提高胃肠耐受力。

11. 血液透析肠外营养支持是怎么回事？

血液透析中肠外营养（IntradialyticParenteralNutritionIDPN）

血液透析建立的动静脉管路因其血流量大，也可用做透析中的肠外营养。

常用的 IDPN 配方：

> 肾用氨基酸，500 毫升
> 葡萄糖，250 克
> 加或不加脂肪乳剂，250 毫升

以上配方提供 600 ~ 1100 千卡能量，8 克氨基酸氮。

IDPN 疗法的意义在于改善维持性血液透析患者食欲，长期进行可改善患者蛋白质 - 能量营养状况。不过，IDPN 也有负面的效应，它可能导致败血症、血栓和对营养液成分的不耐受。IDPN 治疗的研究结果不一致，患者对于 IDPN 的反应也不同，目前临床上实施 IDPN 的比例约为 5%，主要用于食欲很差、营养摄入不足的严重蛋白质 – 能量营养不良、糖尿病、高龄和血清肌酐/尿素氮水平偏低的患者。

血液透析间期肠外营养

合并厌食、营养不良的维持性血液透析患者可在血液透析的间期给予肠外营养，这有助于改善患者的营养摄入不足，提高长期生存。外周静脉输液给予葡萄糖、肾用氨基酸，但要注意控制入量。

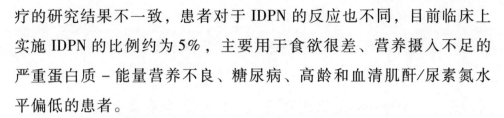

12. 为什么腹膜透析患者常常发生营养不良？

腹膜透析与血液透析、肾移植均为重要的肾脏替代治疗手段，最新的腹透技术根据其原理和方式不同分为间歇性腹膜透析（IPD）、持续非卧床腹膜透析（CAPD）、自动化腹膜透析（APD）等。

腹膜透析患者营养不良的发生率很高，可达 40%，是影响腹透患者存活的重要因素之一，也是维持性腹膜透析患者预后的重要影响因子。究其原因有：

※ 腹透过程中蛋白质丢失。

※ 腹透相关性腹膜炎。

※ 代谢性酸中毒。

※ 内分泌紊乱。

※ 透析不充分。

※ 患者处于高龄。

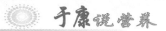

※ 患者有糖尿病、高血压等合并症。

※ 以上因素均会导致腹膜透析患者营养不良发生。

13. 如何判断腹膜透析患者存在营养不良？

定期评价腹膜透析患者的营养状况，及时发现和纠正各种营养不良，能够减少并发症发病率和死亡率，预防腹膜透析失败的发生。

反映能量营养状况、蛋白质营养状况的各项指标是腹膜透析患者营养评定的重点，具体分为：

※ 能量营养状况指标

三头肌皮褶厚度（TSF）使用专用 TSF 测定仪测定；体脂含量测定。有水钠潴留的情况下测量值有偏差。

※ 蛋白质营养状况指标

（1）上臂肌围（AMC）：由上臂围和 TSF 推导而来（公式及评价见前面相关章节所述）。

（2）血清白蛋白水平：受体液状态和分布影响，应结合患者具体情况来进行判断。

（3）血清尿素氮和肌酐水平：两项指标不平行，往往反应营养状况异常，如血清肌酐远高于血清尿素氮（真值除以 10 然后进行比较），可能存在蛋白质摄入不足、负氮平衡的状态。

上述指标应定期采取，动态观察患者营养状况的变化，指导临床判断预后。进行营养不良的纠正不必以正常水平为标准，因为好转的趋势对于腹膜透析患者而言已属难能可贵。

14. 腹膜透析患者该怎样摄入蛋白质？

　　腹膜透析过程的蛋白质丢失要高于血液透析，各家资料反映的数值集中在 5 ~ 20 克，反复腹膜炎会引起更严重的蛋白质丢失。

　　故此需要将蛋白质摄入量定得较高，1. 2 克／（千克·天）一般可以维持正氮平衡，膳食中的动物性食物、奶制品、鸡蛋的蛋白质素质好于植物性食物，必需氨基酸含量高，应作为主要的蛋白质来源。通过胃肠内或胃肠外途径，额外添加必需氨基酸制剂也有助于纠正血浆氨基酸谱的不平衡。

15. 是不是腹膜透析能补充很多的糖分？饮食中还需要碳水化合物吗？

　　腹膜透析液当中确实含有一定浓度的糖，在腹透过程中会交换进入体内为患者提供一定的能量。

　　腹膜透析患者需要 35 千卡／（千克·天）的能量，来自腹膜透析液中的糖分可以提供约 8 千卡／（千克·天），可达总需要量的 20% ~ 25%。按照碳水化合物占总能量的比例为 50% ~ 55% 计算，那么膳食中碳水化合物的能量达到总能量的 30% 就可以了，如果摄入过多会导致体重增加，转化成脂肪。这就意味着腹膜透析患者的饮食是一种含有较少主食、较多高蛋白质食物的饮食，看上去很像是那些患者在刻意减肥，其实这样就能保证他们摄入足够的能量了。

16. 如何确定腹膜透析患者多种微量营养素的需要?

腹膜透析的患者对于大多数微量营养素的需要无异于血透患者，也与健康人相近，如维生素 C，每天为 100 毫克；维生素 B_1 和 B_2 每天为 1 毫克/1000 千卡；钙为每天 1000 毫克；锌为 15 毫克/天，等等。但是以下几种却大不同，其需要量为健康人的数倍，应该特别引起注意：

❀ 铁：10 ~ 15 毫克。

❀ 叶酸：1 ~ 5 毫克。

❀ 维生素 B_6：10 毫克。

附　表

1. 常见食物含水量

食物名称	数量	含水量（毫升）
牛奶	1 杯	150～200
米粥	50 克	400～440
米饭	50 克	120～130
面条（带汤）	50 克	200～250
面条（不带汤）	50 克	100
馄饨	50 克	350～400
饺子	50 克	60～80
包子	50 克	40～50
馒头	50 克	20～25
烙饼	50 克	25～30
鸡蛋羹	1 份	150
煮鸡蛋	1 个	25～30
酱肉	100 克	50
桔子	100 克	87

续　表

食物名称	数量	含水量（毫升）
豆浆	100 克	92
苹果	100 克	85
香蕉	100 克	77
梨	100 克	89
桃	100 克	88
葡萄	100 克	88
黄瓜	100 克	96
松花蛋	100 克	67

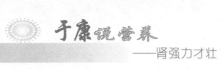 **2. 常见食物含钾量**

食物	钾（毫克/100 克）	食物	钾（毫克/100 克）	食物	钾（毫克/100 克）
口蘑	3106	桂圆（干）	1348	黄花菜	1363
紫菜	2083	菜干	883	干红枣	514
银耳	125	木耳	875	苋菜	380
香菇	1228	雪里蕻	281	苦瓜	343

食物	钾（毫克/100 克）	食物	钾（毫克/100 克）	食物	钾（毫克/100 克）
冬菇	599	荠菜	262	竹笋	300
榨菜	490	空心菜	243	油菜	278
荸荠	308	菜花	237	香菜	272
土豆	308	香椿	172	菠菜	262
玉米	255	橙子	172	扁豆	194
蘑菇	236	柑橘	169	番茄	189
藕	215	蒜苗	167	青葱	186
红薯	195	葱头	160	丝瓜	171
挂面	100	白萝卜	98	芹菜	161
小麦粉	94	南瓜	85	豇豆	149
稻米（粳）	78	绿豆芽	82	黄豆芽	141
藕粉	35	青菜	82	柿子	135
面条（煮）	15	鸭梨	78	韭菜	121
淀粉	8	葡萄	59	西瓜	87

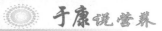 **3．每100克食物含铁（毫克）量**

红萝卜	0.1	樱桃	0.4	海蜇	17.6
带鱼	1.6	荠菜	11	黑豆	7.0
鸡胸肉	0.9	青豆	8.5	大豆	8.3
枣（干）	1.9	羊肝	9.4	牛肾	8.4
瘦猪肉	1.1	鸡胗	5.4	羊肾	111
猪舌	2.4	苦瓜	0.6	羊舌	14.4
菠菜	1.7	松子	5.2	猪油	0
精白粉	1.5	南瓜子	6.7	酵母（干）	18.2
鸡蛋	1.2	糯米	1.4	淡菜	12.4
瘦牛肉	2.2	蚕豆	4.4	猪肝	7.9
油菜	1.1	小白菜	2.1	银耳	2.6
雪里蕻	2.5	蛋黄	10.5	紫菜	46.8
杏仁	1.3	猪肾	3.9	桂圆（干）	0.7
标准粉	2.5	豇豆	1.2	黑芝麻	26.3
黑枣	1.2	豆腐干	3.0	芝麻酱	10.1
小米	5.6	鸡肝	8.5	虾皮	16.5
金针菜	12.6	西瓜	0.2	海带	10.2
萝卜缨	1.4	芹菜	8.4	黑木耳	11.9
红小豆	6.7	韭菜	1.3	干贝	7.3
鸡心	4.7	冬菇	7.3	海参	11.4
杏干	0.3	牛肝	7.6	海米	13.2
豌豆	6.1	油豆腐	2.3		

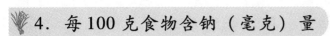

4. 每 100 克食物含钠（毫克）量

西瓜	2.3	对虾	182.9	精白面	1.1
花生仁	445.1	菜花	30.3	红萝卜	87.0
倭瓜	21.9	荸荠	15.7	鸡蛋	96.4
柿子椒	61	桔子	21	稻米（高）	0.9
西葫芦	40.4	核桃	6.4	小白菜	60.0
桃	2.9	杏	21	鸭蛋	125.0
鸭梨	0.6	大葱	3.9	扁豆	0.6
番茄	23.9	黄瓜	2.0	小米（细）	9.0
牛肉	48.6	茄子	11.3	芹菜	516.0
猪肉	34.0	冬菇	24.4	绿苋菜	32.4
南瓜	0.7	白薯	28.5	油菜	89.0
鸡	72.4	藕	44.2	洋白菜	34.0
紫葡萄	0.5	土豆	0.7	胡萝卜	105.1
柿子	6.4	豇豆	33.8	菠菜	117.8
苹果	0.5	韭菜	2.7	甘蓝菜	200.0
冬瓜	3.6	红枣	15.6	苋菜（紫）	52.6
莴笋	31.2	黄豆芽	5.3	空心菜	94.3
菠萝	0.8	牛奶	36.5	香菜	48.5
山药	5.1	香椿	4.6	萝卜缨（青）	91.4
豌豆	1.1	大白菜	48.4	黄豆	0.5
绿豆芽	1.5	生菜	147.0	雪里蕻（咸）	4339.0
丝瓜	2.6	稻米（次）	1.6	紫菜	365.6
芋头	0.9	豆腐	3.2	松花蛋	661.0
猪肝	88.3	萝卜	91.2	酱油	4980

5. 每100克食物钙、磷、蛋白质含量

食物名称	钙（毫克）	磷（毫克）	蛋白质（克）	食物名称	钙（毫克）	磷（毫克）	蛋白质（克）
粉丝（湿）	2	2	—	葱头	41	41	1.1
标二梗	3	99	8.0	大葱	46	34	1.3
盐	4	—	—	土豆	47	33	1.7
瘦肉	5	185	21.3	绿豆芽	48	40	1.4
西红柿	9	20	1.0	藕	52	43	1.9
西葫芦	10	21	0.9	扁豆	53	46	1.9
富强粉	12	103	9.5	松花鲤	64	179	11.7
维思多淀粉	20	0	0.4	胡萝卜	65	20	0.9
莴笋	14	25	0.7	豇豆	65	55	2.1
黄瓜	16	33	0.9	心里美	77	25	0.5
柿子椒	21	20	0.7	卞萝卜	87	43	1.4
红萝卜	21	22	1.3	圆白菜	117	29	1.6
标准粉	21	158	10.4	油菜	148	58	1.2
冬瓜	23	7	0.2	芹菜	152	18	0.6
茭白	28	38	1.8	菠菜	158	44	2.4
鸡蛋	30	118	12.9	北豆腐	171	179	11.1
茄子	32	19	0.8	带鱼	195	222	21.2
大白菜	35	42	1.7	榨菜	250	56	2.3
木耳（水）	38	12	2	白糖	—	1	–
蒜苗	39	40	1.9	牛奶	135	55	3.0
菜花	41	57	2.1	维凯	>75	<16	1.8

6. 各类食物等能量交换份列表

（1）食物分类及其 90 千卡份重量表

组别	类　别	每份重量 （克）	热量 （千卡）	主要 营养素
谷薯	1. 谷薯类	25	90	碳水化物 膳食纤维
菜果	2. 蔬菜类 3. 水果类	500 200	90	无机盐 维生素 膳食纤维
肉蛋	4. 大豆类 5. 奶类 6. 肉蛋类	25 160 50	90	蛋白质
油脂	7. 硬果类 8. 油脂类	15 10	90	脂肪

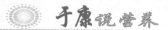

（2）90千卡份谷薯类食物重量表

食　物	重量（克）	食　物	重量（克）
大米、小米、糯米、薏米、高粱	25	干粉条、干莲子	25
面粉、米粉	25	油条、油饼、梳打饼干	25
玉米糁、玉米面	25	烧饼、烙饼、馒头、	35
燕麦片、莜麦面	25	窝头、咸面包、切面	
荞麦面、苦荞面	25	土豆	100
挂面、龙须面	25	湿粉皮	150
通心粉	25	玉米（带棒芯）	200
绿豆、红豆、芸豆、干豌豆	25		

（3）90千卡份蔬菜类食物重量表

食　物	重量（克）	食　物	重量（克）
大白菜、圆白菜	500	白萝卜、青椒、	400
菠菜、油菜、	500	茭白、冬笋	
韭菜、茴香、	500	倭瓜、南瓜、菜花	350
莴笋、茼蒿、	500	鲜豇豆、扁豆、洋葱、蒜苗	250
芹菜、油菜、	500	胡萝卜	200
西葫芦、冬瓜、苦瓜、黄瓜	500	山药、荸荠、藕、凉薯	150
豆芽、鲜蘑	500	茨菇、百合、芋头	100
茄子、丝瓜、	500	毛豆、鲜豌豆	70
水浸海带、	500		
苋菜、瓢菜	500		

（4）90 千卡份水果类食物重量表

食　物	重量（克）	食　物	重量（克）
柿子、香蕉、鲜荔枝	150	猕猴桃	200
梨、桃、苹果	200	李子、杏	200
橘子、橙子、柚子	200	葡萄	200
		草莓	300
		西瓜	500

（5）90 千卡份肉蛋类食物重量表

食　物	重量（克）	食　物	重量（克）
熟火腿、香肠	20	鸡蛋清	150
肥瘦猪肉	25	鹌鹑蛋	60
熟叉烧肉（无糖）	35	带鱼	80
午餐肉、酱牛肉	35	草鱼、鲤鱼、甲鱼、比目鱼	80
酱鸭、大肉肠	35	大黄鱼、鳝鱼、黑鲢、鲫鱼	
瘦猪、牛、羊肉	50	对虾、青虾、鲜贝	80
排骨、鸭肉、鹅肉	50	蟹肉、水浸鱿鱼	100
兔肉	100	水浸海参	350
鸡蛋粉	15		
鸡蛋、鸭蛋、松花	60		

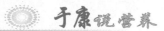
（6）90 千卡份大豆类食物重量表

食 物	重量 （克）	食 物	重量 （克）
腐竹	20	北豆腐	100
大豆、大豆粉	25	南豆腐	150
豆腐丝、豆腐干、油豆腐	50	豆浆（黄豆：水为1:8磨浆）	400

（7）90 千卡份奶类食物重量表

食 物	重量 （克）	食 物	重量 （克）
奶粉	20	牛奶	160
脱脂奶粉	25	羊奶	160
乳酪	25	无糖酸奶	130

（8）90 千卡份油脂类食物重量表

食 物	重量 （克）	食 物	重量 （克）
花生油、豆油、香油、菜油、 玉米油、红花油	10	核桃	25
		杏仁	25
猪油、牛油、羊油、黄油	10	花生米	25
		葵花子（带壳）	25
		西瓜子（带壳）	40

7. 食物（嘌呤）含量表

第一组（<50 毫克/100 克）

白米	18.1	白菜	12.6	葫芦	7.2
糙米	22.4	菠菜	13.3	苦瓜	11.3
糯米	17.7	包菜	12.4	冬瓜	2.8
小米	7.3	空心菜	17.5	丝瓜	11.4
小麦	12.1	蒿子	16.3	小黄瓜	14.6
面粉	17.1	芥菜	12.4	茄子	14.3
面条	19.8	榨菜	10.2	青椒	8.7
高粱	9.7	芹菜	12.4	萝卜	7.5
玉米	9.4	苋菜	8.7	胡萝卜	8.9
米粉	11.1	芥蓝菜	18.5	洋葱	3.5
麦片	24.4	豆芽菜	14.6	菜花	24.9
甘薯	2.4	雪里蕻	24.4	菜豆	29.7
芋头	10.1	盐酸菜	8.6	蘑菇	28.4
马铃薯	3.6	韭菜	25.0	大葱	13.0
荸荠	2.6	韭黄	16.8	姜	5.3
栗子	34.6	韭菜花	19.5		
莲子	40.9	芫荽	20.2		
柠檬	3.4	红枣	6.0	猪血	11.8
桃子	1.3	黑枣	8.3	猪皮	29.8

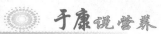

续　表

西瓜	1.1	葡萄干	5.4	海参	4.2
哈密瓜	4.0	龙眼干	8.6	海蜇皮	9.3
橙子	3.0	瓜子	24.2	鸡蛋白	3.7
桔子	3.0	杏仁	31.7	鸡蛋黄	2.6
葡萄	0.9	蜂蜜	1.2	鸭蛋白	3.4
石榴	0.8	番茄酱	3.0	鸭蛋黄	3.2
凤梨	0.9	酱油	25.0	皮蛋白	2.0
鸭梨	1.1	味精	34.3	皮蛋黄	6.6
苹果	1.3	奶粉	15.7		
桃子	1.4				
枇杷	1.3				
木瓜	1.6				
香蕉	1.2				
李子	4.2				

第二组（50～150毫克/100克）

米糠	54.0	牛肉	83.7	鳝鱼	92.8
绿豆	75.1	牛肚	79.0	鲨鱼皮	78.8
红豆	53.2	猪脑	66.3	螃蟹	81.6
豌豆	75.7	鸭肠	121.0	乌贼	89.8
杂豆	57.0	猪肾	132.6	鱼丸	63.2

豆干	66.5	猪肚	132.4	草鱼	140.3
黑豆	137.4	猪肺	138.7	黑鲳鱼	140.6
熏干	63.6	瘦猪肉	122.5	秋刀鱼	134.6
银耳	98.9	羊肉	111.5	鲤鱼	137.1
花生	96.3	兔肉	107.6	鳗鱼	113.1
腰果	80.5	鸡心	125.0	虾	137.7
白芝麻	89.5	鸡胸肉	137.4	鲍鱼	112.4
黑芝麻	57.0	鸡腿肉	140.3	鱼翅	110.6
昆布	96.6	鸭心	146.9		

第三组（160～1000 毫克/100 克）

猪肝	169.5	白带鱼	391.6
猪大肠	262.2	皮刀鱼	355.4
猪脾	270.6	白鲳鱼	238.1
牛肝	169.5	虱目鱼	180.0
鸡肝	293.5	鲢鱼	202.4
鸭肝	301.5	鲂鱼	261.9
黄豆	116.5	鲨鱼	166.8
紫菜	274.0	乌鱼	183.2
香菇	214.5	海鳗	159.5
酵母	589.1	牡蛎	239.0
浓肉汤		蚌蛤	436.3

8. 等蛋白质含量交换份列表　九类富蛋白质食物

（1）蛋白质4克份畜肉类食物重量表

每份含蛋白质4克，能量30～100千卡

食物品种	单份重量（克）	食物品种	单份重量（克）
猪肉（肥瘦）	30	牛心	25
猪肉（瘦）	20	牛肉（五花肋条）	20
猪排骨（带骨）	25	牛肉（后腿，瘦）	20
猪血	35	牛舌	25
猪肘	25	酱牛肉	15
猪肝	20	羊肉（瘦）	20
猪肾	25	羊肉（肥瘦）	20
猪蹄	20	兔肉	20
猪肉松	15	狗肉	25
火腿	25	哈尔滨茶肠	45

※表中标示的食物重量是指可食部分的重量，并非指食品重量。

（2）蛋白质4克份禽肉类食物重量表

每份含蛋白质4克，能量30千卡

食物品种	单份重量（克）	食物品种	单份重量（克）
鸡翅	23	酱鸭	20
鸡胸肉	25	鸭胸肉	25
鸡腿	25	鸭胗	23
烤鸡	18	乌鸡	18
扒鸡	15	鹅	23
炸鸡	20	烧鹅	20
火鸡肉	18	鹌鹑	20

※表中标示的食物重量是指可食部分的重量，并非指食品重量。

（3）蛋白质 4 克份蛋类食物重量表

每份含蛋白质 4 克，能量 50 千卡

食物品种	单份重量（克）	食物品种	单份重量（克）
鸡蛋	35	鹌鹑蛋	30
蛋清	35	鹅蛋	35
蛋黄	25	松花蛋	30
鸡蛋粉	10	鸭蛋	30

※表中标示的食物重量是指可食部分的重量，并非指食品重量。

（4）蛋白质 4 克份鱼类食物重量表

每份含蛋白质 4 克，能量 30 千卡

食物品种	单份重量（克）	食物品种	单份重量（克）
鲤鱼	22	平鱼	22
鲢鱼	22	大黄花鱼	22
草鱼	25	基围虾	22
武昌鱼	22	带鱼	22
鲫鱼	25	鲈鱼	22
鳜鱼	20	海参	70
黄鳝	22	鱿鱼	22
鳟鱼	22	海米	10

※表中标示的食物重量是指可食部分的重量，并非指食品重量。

（5）蛋白质4克份奶类食物重量表

每份含蛋白质4克，能量20～160千卡

食物品种	单份重量（克）	食物品种	单份重量（克）
母乳	310	炼乳	50
牛乳	135	婴儿奶粉	20
全脂奶粉	20	酸奶	160
奶酪	16	羊乳	270

※表中标示的食物重量是指可食部分的重量，并非指食品重量。

（6）蛋白质4克份鲜豆类食物重量表

每份含蛋白质 4 克，能量 30 ~ 60 千卡

食物品种	单份重量 （克）	食物品种	单份重量 （克）
扁豆	150	豌豆	50
刀豆	130	豇豆	140
荷兰豆	160	绿豆芽	260
黄豆芽	90	毛豆	30

※表中标示的食物重量是指可食部分的重量，并非指食品重量。

（7）蛋白质 4 克份干豆类食物重量表

每份含蛋白质 4 克，能量 40 ~ 60 千卡

食物品种	单份重量 （克）	食物品种	单份重量 （克）
黄豆	11	熏干	25
豆腐（北）	30	素鸡	25
豆腐（南）	65	素什锦	30
豆腐脑	210	豌豆	20
豆浆	220	油豆腐	25
腐乳	40	红豆	20
豆腐干	25	绿豆	20

※表中标示的食物重量是指可食部分的重量，并非指食品重量。

（8）蛋白质 4 克份谷物类食物重量表

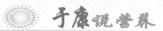

每份含蛋白质 4 克，能量 180 千卡

食物品种	单份重量（克）	食物品种	单份重量（克）
粳米	50	油饼	50
籼米	45	烧饼	50
米饭	160	花卷	65
米粥	360	烙饼	60
方便面	40	馒头	60
挂面	40	面条（切面）	50
面筋	15	饼干	40
糯米	50	蛋糕	50
荞麦	40	面包	50
面粉	35	月饼	70
玉米	45	炸糕	70
玉米面	50	冰激凌	200
小米	45	糌粑	100

※表中标示的食物重量是指可食部分的重量，并非指食品重量。

（9）蛋白质 4 克份硬果类食物重量表

每份含蛋白质 4 克，能量 60～180 千卡

食物品种	单份重量（克）	食物品种	单份重量（克）
核桃	25	山核桃	50
花生	35	松子	7
花生仁	16	西瓜子	12
葵花子	18	杏仁	16
莲子	25	榛子	13
栗子	75	白瓜子	10

※表中标示的食物重量是指可食部分的重量，并非指食品重量。